HARMONIA PSÍQUICA

Técnicas práticas para utilizar os recursos
de suas habilidades paranormais

John Friedlander e Cynthia Pearson

HARMONIA PSÍQUICA

Técnicas práticas para utilizar os recursos de suas habilidades paranormais

Tradução
FÁTIMA REGINA MACHADO

EDITORA PENSAMENTO
São Paulo

Título do original:
The Practical Psychic

Publicado pela primeira vez por Samuel Weiser, Inc., York Beach, ME, USA.

Edição	Ano
1-2-3-4-5-6-7-8-9	94-95-96-97-98-99

Impresso em nossas oficinas gráficas.

Aos professores em nossas vidas

SUMÁRIO

AGRADECIMENTOS

Somos muito gratos às pessoas que nos ajudaram a fazer com que este livro passasse a existir. Gostaríamos de agradecer ao nosso agente, Tom Roberts, por nos ajudar a saber que tínhamos acabado de encontrar o editor certo. Queremos agradecer aos alunos de John, de quem aprendemos muito, e a todas as pessoas que leram e releram os nossos muitos rascunhos e deram muitas sugestões úteis. É uma longa lista, que inclui: Robi Bendorf, Nore DiNardo, Barbara Dinsmore, Linda Diane Feldt, Cora Fetchko, Emil Friedlander, Teresa Friedlander, Judy Irvin Hall, Anne Kuhn, Evelyn Pearson, Mary Stoyer, Peggy Stubbs, Sam Turich e Helen Vantine.

Ninguém foi mais minuciosa e prestativa em primeiro organizar o livro que Pamela Moss. Tom Turich foi generoso com o seu tempo e a sua experiência com computadores. Agradecemos Courtney Turich por servir ocasionalmente como ajudante, e o pessoal da livraria Sign of Aquarius por sua eventual ajuda. Sentimo-nos abençoados por ter a orientação paranormal e a companhia espiritual de Dianne Kelleher.

Queremos expressar nossa gratidão a todas as pessoas cultas da Weiser. O amor deles pelo tema é verdadeiro e gratificante.

Finalmente, nenhum livro seria possível se não fosse pelos numerosos mestres com os quais John teve o privilégio de estudar. As pessoas especialmente importantes para este livro são Lewis Bostwick, Jane Roberts e Seth.

INTRODUÇÃO

Bem-vindo ao mundo do paranormal prático. Esta visão útil e agradável do desenvolvimento paranormal é baseada na experiência sem igual de John Friedlander.

John estudou com os mais talentosos paranormais do nosso tempo e então aprendeu como aplicar princípios esotéricos com sucesso no mundo cotidiano. A figura mais importante no desenvolvimento paranormal de John foi Jane Roberts e sua personalidade em estado mediúnico, Seth. A educação de John também inclui estudos pessoais com Lewis Bostwick, fundador do Berkeley Psychic Institute; uma viagem à Índia para estudar meditação; a graduação pela Harvard Law School e quinze anos de prática de Direito.

Dessa perspectiva, John desenvolveu um modo de usar técnicas paranormais na realidade prática que tem ensinado há anos. Seu sistema traz conceitos que têm sido considerados o campo de estudo de grandes místicos nas dimensões comuns da vida humana. O sistema combina o ilimitado com o limitado, e, como acontece em geral nos casamentos, oferece um fórum em que o amor pode ser explorado e realizado.

O título deste livro pode soar como uma contradição, mas este é exatamente o ponto principal. Para se tornar um paranormal verdadeiramente competente, você precisa se tornar competente na vida diária e vice-versa. No entanto, a competência não deve ser considerada uma promessa de perfeição ou de transcendência.

John gosta de mostrar essa diferença com uma história a respeito do seu irmão Charlie, que com cinco anos concorreu a presidente de seu jardim de infância. O oponente de Charlie prometeu aos seus colegas de classe que todos os que votassem nele ganhariam um pônei. Charlie contou com a promessa de que todos os que votassem nele ganhariam uma piscina no quintal. Não prometemos que você possa desejar coisas dizendo "Abracadabra". Ser um paranormal prático significa encontrar-se com as alegrias e frustrações da vida física.

Neste livro, você aprenderá técnicas que o ajudarão a usar os grandes recursos da sua capacidade paranormal. Além das técnicas, tentamos dar-lhe um quadro, uma história, uma sensação de como a vida paranormal realmente funciona. Você poderá seguir passo a passo, como se estivesse em uma das aulas de John, com exemplos da sua experiência como professor, como paranormal e como advogado. Na segunda metade do livro, você aprenderá técnicas para fazer mudanças rápidas e a longo prazo na sua vida. Mas, ao longo do livro, nosso tema continua o mesmo — o de que você, ficando aqui na livraria a passar os olhos por esta página, pode não conseguir um pônei ou uma piscina no seu quintal, mas garantimos que você tem uma profunda missão espiritual. Trata-se de viver a sua vida comum e sublime.

Essa vida comum e sublime é o propósito deste livro.

1 Como se tornar um paranormal prático

Os seres humanos sempre ansiaram por mais poder sobre suas vidas. A tentativa de se tornar paranormal é um reflexo desse desejo, que tem persistido através dos séculos e além das culturas. A premissa deste livro é que esse desejo da humanidade já foi atendido.

No fim de *O Mágico de Oz*, Dorothy aprendeu que ela o tempo todo tinha o poder de voltar para casa, mas não sabia disso. Quando aprendeu a técnica de bater um calcanhar no outro, o problema foi resolvido imediatamente.

Oferecemos-lhe as técnicas para levá-lo aonde você quiser ir. As técnicas não serão mais difíceis do que bater os calcanhares. Não será necessário ter talentos ou habilidades especiais nem ser clarividente, telepata ou ter a faculdade da precognição. Para se tornar um paranormal prático, você pode ser simplesmente uma garota de fazenda do Kansas. Todos os que lerem este livro poderão usar as técnicas com sucesso.

O paranormal prático

A razão pela qual você pode se tornar um paranormal prático é que você cria a sua própria realidade. A criação da realidade acontece numa interação com uma dimensão maior que pode ser chamada de Deus ou o Todo Existente. Na verdade, isso acontece numa pequena parte do Todo Existente que tem sido chamada de Eu Superior, a alma transcendental, o fundamento do seu ser, a entidade, o Deus do seu coração e outros nomes. Usaremos o termo "eu profundo".

O eu profundo parece diferente do que você comumente pensa a respeito de si mesmo e, contudo, sua consciência e sua realidade emergem dele, como uma planta nasce da terra. Às vezes você pode até vivenciar a totalidade do eu profundo numa união que muitos místicos religiosos têm descrito como uma união com Deus.

O eu profundo cria a sua realidade, mas faz isso de modo que reflita a sua consciência comum. Uma vez que a criação da sua realidade conta com a interação do seu eu profundo com a sua consciência comum, o modo mais eficaz de melhorar a sua realidade é melhorar a qualidade dessa interação.

Você, o eu comum, já está envolvido nessa interação sem ter consciência disso.

O paranormal convencional *versus* o paranormal prático

Geralmente, o termo "paranormal" se refere a alguém que desenvolveu habilidades paranormais e pode usá-las conscientemente. Chamamos esse ser de paranormal convencional, e John tem sido um deles durante a maior parte da sua vida adulta. Suas experiências o levaram a reconhecer que habilidades como telepatia e clarividência eram apenas técnicas eficientes para obter informações. Ele descobriu que é muito mais importante melhorar as instruções que você envia ao eu profundo. Isso é relativamente fácil de ser feito porque os instrumentos elementares para melhorar essas instruções podem tornar-se acessíveis à sua mente consciente.

Tornar-se um paranormal prático significa desenvolver a habilidade de trabalhar consciente e decididamente com o eu profundo. Este livro ensina técnicas para fazer isso. Oferece modos sensatos de organizar essas técnicas dentro da experiência da sua vida diária. Os talentos e as habilidades do paranormal convencional são úteis mas não são uma exigência. Na verdade, pessoas sem nenhum dom paranormal às vezes têm êxito onde alguns paranormais convencionais falham.

Você, única e exclusivamente

O relacionamento entre você e o seu eu profundo é e será absolutamente único. As instruções e diretrizes oferecidas aqui não são como uma receita com a qual, seguindo precisamente todas as indicações, você produz exatamente o mesmo prato que o autor preparou. Ao contrário, o ponto fundamental de se tornar um paranormal prático é inventar habilmente sua própria realidade.

William Blake disse: "Devo criar um sistema, ou ser escravizado pelo sistema de outros homens."* A premissa mais importante do paranormal prático é que cada leitor e estudante esteja envolvido em sua própria jornada da alma. Por isso, todo o resto — práticas, exercícios, programas, sistemas — deve estar a serviço do caminho de cada pessoa. À medida que você lê e começa a usar os exercícios, entende que são indicadores para guiá-lo em sua experiência exclusiva.

Os três passos do paranormal prático

De acordo com um grande músico, "Primeiro você aprende como tocar as notas, e então aprende como produzir sons e depois aprende como tocar o jazz." Há uma progressão semelhante para o paranormal prático. Os exercícios que você aprenderá neste livro são indicados para tornar simples o trabalho com o eu profundo. Essas são as notas que você aprende a tocar.

Nos exercícios está embutida a intenção de que cada um de vocês seja capaz de fazê-los funcionar em sua vida pessoal. Para evitar uma eventual oposição entre o material e o espiritual, recomendamos a você que olhe para a sua própria vida e seus próprios valores para buscar e julgar o que funciona para você. Essa integração e aplicação de técnicas paranormais em sua própria vida são os sons que você irá aprender.

---

* William Blake, *The Portable Blake*, Nova York, Viking Press, 1946, p. 460.

Finalmente, há lições mais profundas embutidas nessa abordagem. Ela objetiva realçar o seu comprometimento — o seu amor, a sua coragem e o seu modo de agir — na sua vida. O comprometimento exigido para juntar os fragmentos coloca-o em contato com uma espiritualidade criativa e vibrante que brota naturalmente, como a espontaneidade do seu jazz.

2 Equilíbrio e harmonia

O fundamento da abordagem do paranormal prático é compreender a importância do equilíbrio e da harmonia. Você deve relembrar a versão de Walt Disney em desenho animado de *O Aprendiz de Feiticeiro*. Nela, Mickey Mouse desempenha o papel-título, um noviço que decide se apropriar de alguns dos poderes sobrenaturais do seu mestre para realizar suas tarefas de zelador. Imaginando que o que funcionava para o feiticeiro funcionaria da mesma forma para ele, o pobre Mickey sofre conseqüências desastrosas.

O aprendiz de feiticeiro cometeu o erro de pensar que meros poderes poderiam resolver seus problemas. Não entendeu que o feiticeiro havia gasto o tempo necessário para aprender, não apenas o poder da magia, mas o equilíbrio e a harmonia necessários para usá-lo. O aprendiz usou a magia como se fosse uma operação mecânica em vez de um modo místico de encarar a existência. Para que as técnicas sejam eficazes, precisam ser integradas significativamente na sua vida.

A magia de reconciliar os opostos

Muitos de nós estudamos ioga assim que nos interessamos pela consciência e pela espiritualidade. A primeira coisa que você aprenderá na ioga é que, cada vez que se inclinar ou se estender para uma direção, terá de se inclinar ou se estender também para a outra.

Um paranormal prático integra os opostos desse modo. Por exemplo, quando você entende que cria a sua própria realidade, talvez pense que pode ter qualquer coisa. De certo modo, pode, e é muito importante entender os seus níveis de equívocos mentais sobre a liberdade. Sua eficiência como um paranormal prático será severamente limitada se você não for capaz de invocar essa enorme liberdade.

Além disso, você tem de equilibrar esse poder com a disposição de aceitar qualquer coisa que aconteça. Este é o propósito da sua experiência. Você deve estar aberto e receptivo à vida como ela é. Aprecie a experiência que você tem e aceite os limites práticos da sua habilidade para controlar a vida, do mesmo modo que compreende a possibilidade de mudá-la para melhor a cada instante. É exatamente essa habilidade de equilibrar dinamicamente opostos como esses que o leva a se tornar um paranormal prático.

O equilíbrio dos opostos não é estático, mas um equilíbrio móvel e flexível, sensível à mudança de situações. Se você está navegando no mar e quer que tudo corra bem, vai ter de içar todas as velas. Se, no entanto, você é pego por uma terrível tempestade, sua melhor saída será arriar as velas e resistir à tempestade. É a habilidade de viver a sua vida numa harmonia e num equilíbrio constantemente variáveis que enche a sua realidade de magia, significado e graça.

Um exercício paranormal

O exercício seguinte se presta a várias finalidades, todas relacionadas com a ampliação das possibilidades a seu alcance. Já se disse que somos "pensadores binários". Tendemos a dividir as coisas em pares de opostos e a procurar entender nosso mundo em termos de polaridades. Tanto faz se as dualidades são o bem *versus* o mal, guerra e paz, céu ou inferno, o efeito é o mesmo: acabamos limitados a conclusões "ou/ou".

Vamos usar um exemplo próximo e caro aos nossos corações. Este livro chama-se em inglês *The Practical Psychic*. Obviamente, pensamos que ser prático é de fato importante, mas se permitíssemos que a praticidade se tornasse uma virtude ignorada, limitaríamos a nós mesmos. Alguém obcecado pela praticidade pode perder a habilidade de ser alegre e audaz. Às vezes, ser completamente tolo não é apenas engraçado, é criativo!

Sempre que você permitir que qualquer virtude se torne obsessivamente importante, essa mesma virtude começa a impedir a liberdade da ação e exploração da sua consciência. Reconhecendo que cada virtude tem opostos aparentes que também podem ser virtudes, você estará caminhando rapidamente rumo a uma das mais importantes qualidades de ser paranormal prático: a "não-censura". O desenvolvimento da "não-censura" realmente liberta seu poder para amar e fluir.

EXERCÍCIO 1

Virtudes opostas

Pense nas virtudes que são de fundamental importância para você, virtudes que parecem essenciais. Então, pense em alguns opostos que são favoráveis e alguns sinônimos que são desfavoráveis. Note que os assim chamados opostos não são, na verdade, exclusivos de um ou outro. Você pode ser tanto ousado quanto prático, por exemplo. Porém, uma preocupação muito grande com qualquer virtude pode levá-lo a ignorar outras virtudes compensadoras.

O desafio central

O desafio central é usar qualquer abordagem paranormal com equilíbrio e harmonia. Aprender técnicas mágicas não é difícil, mas aprender simplesmente as técnicas não é o objetivo principal do paranormal prático. Aprender a aplicá-las com graça e bom senso, sim.

Cada capítulo neste livro lida direta ou indiretamente com o equilíbrio e a harmonia. Você estará usando o poder do eu profundo, mas deve equilibrar e harmonizar esse poder com esforços conscientes, coordenados e fortes, dando passos práticos e experientes para atingir seus objetivos. Você aprenderá como equilibrar ao fazer as coisas acontecerem, permitindo e esperando que elas aconteçam. Aprenderá como manter o equilíbrio para — entre outras coisas —

a escolha e a cooperação, a luta e a rendição, arriscando-se e ficando seguro.

Gostamos de contar aos estudantes a experiência de John ao crescer na Geórgia. Ele era um jogador de futebol do curso colegial, um jovem alto e forte, quando foi trabalhar na abertura de valas e em serviços gerais, em certo verão. No trabalho havia um velho pançudo que deixou John estarrecido por cavar três vezes mais rápido que ele. O velho não poderia ter a força ou a resistência de John, mas tinha experiência. Sua experiência era, de qualquer modo, superior à força bruta de John. O velho sabia onde e como conservar sua energia; sabia onde e como fazer ajustes sutis. Este é um exemplo dos tipos de equilíbrio e harmonia práticos que queremos estabelecer.

A primeira harmonia que você precisa desenvolver é entre o eu profundo e o eu consciente.

3 O equilíbrio entre o eu profundo e o eu consciente

Muitos dos que estão empenhados na busca espiritual estão convencidos de que estão aqui na Terra para superar suas "baixas" vibrações, ou seguir os comandos da "consciência superior", como se o verdadeiro propósito do ser humano fosse transcender a sua humanidade. Esta é a abordagem do tipo "A Vida é uma Questão de Truques", que supõe que a experiência de vida é algo do que se esquivar. Essa abordagem presume também que a vida é um tipo de brincadeira cósmica. Tal abordagem é negativa e enganosa por negligenciar o lugar especial na criação ocupado por cada uma de suas partes, uma das quais é você.

Jesus disse que nem mesmo um pardal cai sem a atenção e o cuidado de Deus. Um pardal não é importante porque um dia irá evoluir para um ser superior, mas porque é único e maravilhoso em si e por si. No mínimo, isto é verdade no que diz respeito a um ser humano. Você pode evoluir através de muitas encarnações, mas sua vida também tem importância e sentido exatamente agora. Teve importância e sentido ontem, e terá novamente amanhã, não importa quão desoladas sejam as circunstâncias em que você se encontre.

Agora, o significado prático da "não-trucagem" da sua vida é enorme, embora não imediatamente óbvio. Significa que você, em cada momento, tem um instrumento simples e acessível para fazer a sua vida mais significativa e prazerosa. Esse instrumento, acredite ou não, é a sua mente consciente.

Para valorizar completamente o poder da sua mente consciente, você tem de entender que os propósitos isolados do seu eu profundo são mais bem aproveitados pela manifestação de uma realidade pessoal a você que reflete o seu eu consciente com todas as suas forças, conflitos e despropósitos.

O eu profundo

Seguindo a orientação de Jane Roberts, chamamos a totalidade de criação e Deus e o que for, de Todo Existente. A parte do Todo Existente que criou o seu mundo diário chamamos de eu profundo. Como o produtor de um filme, o seu eu profundo reúne todos os atores e as matérias-primas de que você precisa para provocar os acontecimentos na sua vida. Isso funciona somente fora dos limites do espaço e do tempo, sediando eventos na túnica inconsútil de seus dias, de modo que, no espaço e no tempo, você é o criador da sua experiência, de acordo com as leis e limitações do nosso mundo.

O seu eu profundo segue uma lei auto-imposta. Os acontecimentos que ocorrem de repente na sua vida seguem as direções do seu eu consciente. Infelizmente, a pessoa não está normalmente consciente da relação mágica entre a mente consciente e o eu profundo, e em geral está inconsciente das dificuldades causadas por crenças secretas ou transparentes. Essas crenças podem levá-lo a dar comandos insatisfatórios ao eu profundo. Aprender a ser um paranormal prático significa aprender como dar boas orientações ao eu profundo.

O eu profundo é consciente e vivo

Por causa do planejamento da nossa sociedade na psicologia humana, você pode estar inclinado a pensar no eu profundo como o inconsciente. Na verdade, em suas partes mais profundas, o eu profundo torna-se uma espécie de Deus, com uma consciência mais viva, mais transparente e mais completa do que já conseguimos em nossos "eus" à parte. É a fonte à qual todos os místicos procuram se unir. Nos níveis menos profundos, o eu profundo pode ser visto como guias pessoais, como mestres, anjos ou o que for, verdadeiramente consciente.

Exatamente como o Todo Existente se divide em partes para criar você, as outras pessoas do mundo e o próprio mundo, assim ele se desdobra em outras dimensões para criar personalidades autônomas com poderes diferentes ou sobre-humanos. Esses guias ou "mestres" não são nem mais nem menos separados do Todo Existente do que você. Eles têm os seus próprios propósitos que podem ser, às vezes, incompreensíveis. Ainda assim, geralmente você pode entender o que o seu eu profundo quer de você.

O eu profundo está unido a você

Os místicos, ao longo do tempo, têm ensinado que você está ligado a tudo o que existe — seja físico ou não-físico — e com cada fato que acontece com você. Essa união fundamental se estende ao eu profundo que forma sua realidade humana; esse eu profundo é você. É por esse motivo que o chamamos de eu profundo.

Do mesmo modo que você está unificado com o Todo Existente — incluindo o eu profundo — assim, do ponto de vista do eu profundo, ele está unido a você. Além disso, você tem muito a ganhar com ele, e ele lucra com você.

O eu profundo usa a sua experiência

Há uma grande quantidade de tradições místicas secretas que dizem que as vidas, emoções, pensamentos e ações das pessoas fornecem "comida" para Deus. Você poderia dizer que você é um "Pequeno Cemitério de Deus". A porção particular de Deus a cuja existência você provê é o seu eu profundo.

Essa tradição talvez pareça reduzir a raça humana a uma função inferior, mas é, na verdade, uma tentativa de descrever a união mística dos homens com o Todo Existente. Você, junto com outras pessoas e coisas, está dentro de Deus e dentro de vários "eus" profundos em particular. Seu eu profundo é alimentado pela safra de suas experiências. É importante cultivar suas próprias escolhas, senão o seu eu profundo fica faminto.

O propósito do eu profundo requer a sua independência

Quando você tem um filho, espera que ele cresça e seja um adulto saudável. Mas se você fosse falar sobre a infância, como alguns jovens carrancudos falam a respeito da vida, dizendo que o propósito da infância é a idade adulta e que a infância é uma armadilha da qual se tenta escapar pela concentração na maturidade, você e o seu filho sentiriam falta da alegria de viver a infância. As experiências dos seus filhos são deles, mas você pode obter alegria e conhecimentos com a sua presença e com seus exemplos. O seu eu profundo é como um pai infinitamente amoroso e sensato, só que nesse caso você continua a morar dentro do ser maior do eu profundo.

O sucesso de uma criança depende do desenvolvimento de uma identidade forte e independente. Pais amorosos e sensatos encorajam esse desenvolvimento, mesmo que sintam que o filho é a realização de seus propósitos. Da mesma forma, o seu eu profundo — tendo em vista as suas próprias explorações — deu origem a você, compreendendo plenamente que você deve desenvolver a sua independência.

Uma criança que está aprendendo a andar não pode entender a alegria divertida de um avô que observa quando ela corre com energia inocente e abandono. Você também pode não entender a alegria que seu eu profundo sente com as suas experiências, mas ela existe. Além disso, um avô nunca poderia vivenciar a vitalidade de um neto se a criança passasse sua juventude obcecada em escapar da infância. Assim como suprimir a exuberância da criança frustraria o deleite do avô, suprimir sua autodescoberta frustraria o propósito do eu profundo.

O eu profundo não limita as suas escolhas

Às vezes os pais dão ao filho a liberdade de fazer escolhas, com a condição de que as escolhas sejam as certas! O eu profundo não tem essa programação. Há, quase sempre, várias escolhas plenamente satisfatórias para o eu profundo. Este é um dos pontos mais difíceis de compreender porque vai contra as nossas preconcepções. Em geral, não importa que emprego você escolha ou que grandes decisões você tome. O que importa é como a decisão se encaixa numa vida cheia de significado — e quase todas as mudanças consideradas excitantes se encaixarão. Você é a única pessoa que estabelece as prioridades, como o quão é importante para você ganhar consideravelmente mais dinheiro, ou se quer realmente se casar. Enquanto o eu profundo pode dar uma grande ajuda em avaliar a sabedoria de suas escolhas, você estabelece as prioridades que resultam na sua satisfação.

É importante avaliar o valor real de suas experiências. As pessoas mudam e se desenvolvem através de experiências incontáveis e o seu crescimento é metade do equilíbrio que temos frisado. É verdade que todas as pessoas evoluirão para planos superiores, mas dizer que o crescimento é o único propósito da vida desvia a evolução do "fluxo" exigido pelos planos superiores. A outra metade do equilíbrio é o valor da própria experiência. É a essa outra metade — a experiência propriamente dita — que você deve prestar mais atenção. A própria experiência, sejam quais forem as suas escolhas, é o que o eu profundo apóia e facilita.

A realidade criada pelo eu profundo é uma representação no espaço e no tempo do seu eu consciente com todos os seus conflitos, resistências e absurdos. O seu eu profundo está lhe dando um drama que expressa plenamente quem você é no momento. Haverá partes que você adorará e outras que vai querer mudar. À medida que vivencia o drama que você é, você muda e cresce, e então o eu profundo cria novos dramas, novas realidades, dia após dia. Desse modo, você vive emocionalmente as implicações desses conflitos, das resistências e dos absurdos da sua mente consciente. De maneiras incompreensíveis para a humanidade, o seu eu profundo usa as suas experiências emocionais para os seus próprios objetivos.

Comunicação com o eu profundo

Nos primeiros anos da tentativa de criar a sua própria realidade, John se sentiu muito "macho" a respeito de todas as coisas. Queria forçar a realidade dentro dos moldes de sua escolha. De fato, ele pensava que tinha a obrigação espiritual de evoluir tornando-se uma pessoa que pudesse fazer tudo acontecer exatamente do jeito que quisesse.

Agora ele vê isso mais como um empreendimento interativo, como cavalgar num cavalo. Sua mente consciente monta no eu profundo como um cavaleiro na sua montaria. A maior diferença é que o cavalo, o eu profundo, é mais consciente que ele — e, no entanto, o eu profundo o leva para onde ele o conduzir.

Neste livro, as técnicas são planejadas para conduzir você a um relacionamento mais caloroso e produtivo com o seu eu profundo. Há uma energia inesgotável à mão. Agora você está aprendendo a usá-la.

4 A fantasia prática

Um dos instrumentos mais poderosos do paranormal é a imaginação. A "fantasia prática" é o uso direcionado e focalizado da imaginação, e há neste livro vários exercícios paranormais baseados nisso.

O próximo exercício usa a metáfora do cavaleiro e do cavalo para aumentar a sua compreensão da natureza co-igual do eu consciente e do eu profundo. Isso tem dois objetivos. O primeiro é ajudá-lo a compreender e a confiar no cavalo, o eu profundo; e o segundo é ajudá-lo a aceitar o papel da sua mente consciente como o cavaleiro, aquele com a responsabilidade de decidir a direção que você deve seguir.

Mas este exercício não está concentrado em nenhum objetivo físico em particular. Ele aumentará a sua harmonia e equilíbrio, o que por sua vez aumentará o nível de cooperação e comunicação entre o seu eu consciente e o eu profundo.

Para começar, sente-se numa cadeira confortável, respire profundamente por algumas vezes, relaxe e entregue-se a um estado deliberado de devaneio. Dois a cinco minutos bastam para cada exercício.

Exercício 2

A cavalgada paranormal

Para começar, com os olhos da mente monte o seu cavalo e ajeite-se confortavelmente na sela. Examine a cena do ponto de vista de um cavaleiro e lembre-se do cheiro do cavalo. À medida que seu cavalo começa a andar lentamente, sinta-o mover-se embaixo de você.

Ouça o rangido do couro dos arreios e os cascos movendo-se pesadamente. Agarre as rédeas e, apertando os joelhos, note a comunicação entre você o animal. Vocês são iguais. Entenda que o eu profundo carrega você para onde você o guiar.

O exercício que você acabou de fazer é a base para uma série de fantasias. Este é um bom ponto para discutirmos alguns conceitos básicos.

Fantasiando 101

1) A fantasia prática é tanto uma operação física como psíquica. À medida que você a pratica, está mudando sua aura, seu cérebro e seu corpo. Chamamos a isto de a sua biologia psíquica. Mudar sua biologia psíquica significa mudar sua atmosfera psíquica, e assim também a sua realidade.

2) Não é preciso se preocupar. O simples fato de você fantasiar está bom. Você pode querer se sentar numa cadeira confortável ou pode preferir se deitar (embora você possa frustrar seus propósitos adormecendo). Algumas pessoas conseguem vivenciar claramente a sensação, o cheiro e a visão de um cavalo. Mas também é suficiente pensar simplesmente nessa idéia. Não há limites ou leis regendo os estilos de "fantasiar". Você pode se fixar numa imagem estática ou imaginar eventos se desenrolando no tempo. Faça como lhe agradar.

3) Dê tempo para as mudanças acontecerem. Muitas pessoas sentirão as alterações quase que imediatamente, mas algumas levarão alguns meses. Finalmente, você descobrirá que as mudanças benéficas podem resultar até mesmo de pequenas alterações.

4) O objetivo fundamental da fantasia prática é tornar a vida melhor, melhorando a cooperação entre a mente consciente e o eu profundo. Porém, um subproduto comum é que muitos descobrirão que estão se desenvolvendo como paranormais convencionais. Isso pode ser divertido e útil.

5) Há diversos estilos de "fantasiar", baseados nos diferentes tipos de sentidos — visão, audição, tato, paladar e olfato. Alguns deles serão naturalmente mais agradáveis que outros. Mas é uma boa idéia tentar todos eles.

6) No momento em que você descobrir que tem estilos favoritos de fantasiar, descobrirá também que alguns dos exercícios são mais úteis para você que outros. De qualquer forma, concentre-se nos exercícios que são mais úteis para você, mas faça uma tentativa com cada um deles, no mínimo, por três dias.

Para aproveitar ao máximo a sua "fantasia", procure um lugar confortável onde você não seja perturbado. Avise os outros membros da família de que esse é um tempo só para você. Desligue o telefone e elimine qualquer outra distração nas proximidades. Sente-se numa cadeira confortável. Relaxe com algumas respirações profundas e comece o exercício que você escolheu. Faça-o lentamente, com alegria. Sorrir para você mesmo de tempos em tempos pode ajudar. Deixe que o exercício se expanda na sua mente.

Gaste de dois a cinco minutos com qualquer exercício que você faça, de uma a quatro vezes por dia. Em determinado dia, limite-se a apenas um ou dois exercícios diferentes, porque isso dá ao seu corpo e à sua mente tempo de aproveitar ao máximo os benefícios. Porém, exercícios em série, como os exercícios do cavalo e do cavaleiro, dados ao longo deste capítulo, podem ser feitos juntos quando você se tornar um fantasiador experiente.

Finalmente, ainda que os exercícios pudessem ser chamados de visualização, usamos o termo "fantasias" porque seu objetivo principal é o prazer de realizá-los. Também queremos enfatizar que a imaginação é o seu instrumento psíquico mais importante. Com a prática, você vai se tornar tão hábil no uso da sua imaginação que, às vezes, vai acabar querendo saber o que é "apenas imaginação sua" e o que é habilidade paranormal.

Três aspectos do "fantasiar"

No exercício da cavalgada paranormal, pedimos a você para ver, ouvir e sentir os elementos da fantasia na sua imaginação. Usar vários tipos de sentidos o ajudará a aproveitar melhor todas as fantasias que serão dadas neste livro. Aqui está uma descrição dos três estilos principais de fantasia sensorial, com sugestões de como usar cada um deles:

- Para fantasiar VISUALMENTE, você se concentra em imagens nos olhos da sua mente. (Para muitas pessoas, o exemplo mais fácil é uma fantasia sexual.) Uma técnica visual é imaginar que você vê uma fotografia. Com seus olhos mentais, você pode olhá-la bem de perto ou mantê-la a distância. Pode tornar a imagem obscura ou clara, estática ou móvel. Pode tirar características ou adicionar coisas que não estavam lá, para começar. Pode queimar, dissolver ou então destruir uma figura; também pode ampliá-la, encená-la ou adaptá-la. Como diz o ditado: "Ver é crer."
- A fantasia AURICULAR pode implicar ouvir a voz do outro ou a sua própria voz, falada ou na sua mente. Você pode simplesmente contar uma história, recontá-la para si mesmo ou num diálogo com outras pessoas, verbalizando o papel de cada parte. A verbalização também não tem que ser oral. Ao descrever uma fantasia, usamos diferentes porções do cérebro, e essa é uma vantagem que em geral tem mais valor que a possível perda de espontaneidade. Em todos os casos, você pode selecionar características dentro ou fora, ou mudar completamente seu conteúdo.
- A fantasia FÍSICA não é verbal. Com ela você se concentra em sensações táteis como calor ou aspereza. Por exemplo, se alguém quer superar o medo de voar, pode usar a técnica sensorial de imaginar uma situação paralela que seja agradável, como andar num carro conversível esporte num dia bonito. Relembrando os prazeres físicos do passeio, o viajante pode transferir essas sensações através da imaginação para uma viagem de avião. O importante é produzir algumas sensações e sentimentos positivos enquanto deixa que os negativos diminuam.

Muitas pessoas tendem naturalmente a um desses três estilos. O olfato e o paladar também podem ser usados, mas, em geral, não como estilos sensoriais principais. Quando você começar a aprender um exercício, concentre-se no estilo que vier mais facilmente. Muitos exercícios serão, no entanto, aperfeiçoados, se você os incrementar com tantos tipos de detalhes sensoriais quantos puder conseguir. Junte elementos imaginativos de outros sentidos à medida que ficar mais familiarizado com cada exercício. Enfim, se tiver problemas envolvendo algum dos tipos, você pode concentrar os sentidos preparando e representando um roteiro imaginário que vai compondo à medida que prossegue como se fosse uma criança brincando.

Cheque os seus sentimentos

Um dos objetivos mais importantes da fantasia prática é conseguir o contato com seus sentimentos em torno do exercício. Por exemplo, suponha que você comece com o exercício do cavalo e do cavaleiro e descobre que tem medo do cavalo. Se for este o caso, tente um outro animal — um boi, um boto ou uma águia, talvez, e veja se funciona. Se não funcionar, então você provavelmente tem medo de algum aspecto do seu eu profundo. Pergunte-se o que há de errado. De um modo geral você vai compreender o problema. Pode ser que você ache que o eu profundo seja rebelde demais; nesse caso você poderia tornar o cavalo mais gentil e dócil. Poderia dar-lhe açúcar ou ganhar-lhe a confiança caminhando com ele preso por uma guia. A fantasia é sua; seja criativo! Agora, se o medo persistir, paciência. Verdade, tenha paciência porque à medida que você trabalha dia após dia resolvendo o seu medo, transformações profundas ocorrerão no seu corpo e na sua mente. Você estará mudando para melhor.

Não saia procurando na sua fantasia medos e hesitações que não existem, mas preste atenção nas suas emoções à medida que elas surgirem. Desenvolva suas emoções agradáveis e mude as desagradáveis.

Lembre-se de que a fantasia funciona melhor no sistema bem-humorado da mente. Por isso, enquanto está começando, não se sinta compelido a escolher os problemas mais importantes da sua vida. Você pode começar com problemas simples, menos importantes. Lembre-se de se divertir com os próximos três exercícios.

EXERCÍCIO 3

O diálogo do cavalo e do cavaleiro

Neste exercício, você seleciona um problema sobre o qual gostaria de ter uma conversa com o seu eu profundo. Pode ser específico ("Como posso pedir aumento ao meu patrão?") ou geral ("Como posso ser mais agressivo?"). Você pode imaginar que o seu cavalo fala com você diretamente, ou que ele o leva a uma pessoa que lhe diz alguma coisa, ou o leva a um quadro de informações que o ajudará.

Não faça tudo o que o seu cavalo sugerir. Faça apenas o que fizer sentido. Por outro lado, não pare de ouvir seu cavalo cedo demais. Se ele lhe der um conselho que pareça inexplicável ou até mesmo estranho, pode ser um sinal de que você não entende exatamente os problemas que estão envolvidos. Por isso, antes de deixar de lado o conselho do seu eu profundo, tenha uma conversa com ele. Diga-lhe por que esse conselho parece não servir. Pergunte se há algum ponto que você não tenha percebido. Cultive um relacionamento com o seu eu profundo que encorage o diálogo, a pesquisa e a comunicação.

EXERCÍCIO 4

A junção do cavalo e do cavaleiro

Desloque a sua atenção de um lado para o outro, do cavalo para o cavaleiro. Imagine alternadamente você mesmo como o cavalo e como o cavaleiro. Este exercício paradoxal tende a desenvolver a compreensão de que "Não há fronteiras para o eu".[1] Este exercício tem o poder de levar você diretamente a uma experiência mística transcendental, mas em nenhum caso irá aumentar sua sensação de ligação com o eu profundo.

Exercício 5

A manifestação do cavalo e do cavaleiro

Imagine algo que você quer que aconteça e então faça com que o seu cavalo o leve a isso. Você pode até imaginar que o seu cavalo voará com você até lá, se você tiver o cuidado de trazer sua imagem para a terra depois. (Você não vai querer deixá-la nas nuvens, onde não pode se manifestar.) Uma vez que tenha chegado, use sua imaginação para entrar no acontecimento. Pratique todos os estilos sensoriais para ver, ouvir e sentir o evento. Este exercício transmite plenamente seus desejos para o eu profundo, enquanto deixa que a sua personalidade faça os ajustes que darão a chance para que o evento aconteça.

Experiências comuns com os exercícios do cavalo e do cavaleiro

Há duas dificuldades comuns que os estudantes têm com este exercício. Primeiro, alguns estudantes abordam o exercício tentando imaginar para onde o cavalo quer ir. Já que é importante estar atento ao cavalo/eu profundo, você precisa reconhecer o seu trabalho como cavaleiro. Você e o eu profundo são co-iguais. Então, o cavalo tem de levá-lo para onde você quer ir. É claro que se o cavalo empacar, o eu profundo pode estar tentando dar-lhe uma boa informação. Questione-se por que ele está empacando. Pergunte ao seu cavalo aonde ele quer ir, por que e como a sua rota não o satisfaz. Leve alguns dias ou semanas para explorar as hesitações se for

1. Seth nos lembrava freqüentemente disso ao longo das aulas, assim como em seus livros.

necessário. Seu eu profundo pode ter informações maravilhosas para você, mas você é quem decide. Tente caminhos diferentes para chegar aonde quer que você vá. Enquanto você for aberto e alegre, mais cedo ou mais tarde obterá o conhecimento de que precisa.

Em segundo lugar, os estudantes às vezes se surpreendem caindo do cavalo. Lembre-se: você pode usar suas dificuldades para aprender quais são as suas resistências. Em geral, as pessoas que caem do cavalo estão expressando sua resistência à idéia de serem carregadas e socorridas pelo cavalo, sentindo que devem enfrentar um desafio sozinhas. Nos exercícios do cavalo e do cavaleiro, é importante ter a sensação de que se é carregado e amparado. Isto abrirá os canais para a ajuda e o amparo provenientes do eu profundo sem nenhum outro exercício. Você pode não estar plenamente consciente do aumento de ajuda e apoio durante todo o tempo, mas eles estarão sempre presentes.

Finalmente, com estes e todos os outros exercícios, será necessário adquirir prática antes de poder continuá-los confortavelmente. A decisão de voltar a montar após ter caído do cavalo cabe tanto na fantasia como na realidade, e é válida para qualquer obstáculo encontrado no fantasiar. Use o seu tempo e entenda que você está transformando a sua aura, o seu corpo e o seu cérebro.

5 O significado das combinações de sentimentos

Não seja um avarento.
Ele é um verdadeiro Casanova.
Ela é tal qual a Poliana.

Por essas descrições, você entende prontamente que a pessoa em questão é mesquinha, agressivamente apaixonada ou revoltantemente otimista. Você também pode observar entre os amigos e parentes aqueles eternamente aborrecidos com a má sorte e aqueles que sempre parecem ter sorte — que vêem a vida como uma aventura divertida e outros que se escondem quando o carteiro se aproxima. Algumas pessoas lutam com a crise; outras definham quando estão sob pressão. Todos estes são exemplos da percepção que temos das nuanças de sentimentos dos outros.[1]

Nós todos avaliamos essas nuanças constantemente. Qualquer pintura de Renoir evoca uma combinação muito diferente da de um Picasso. Uma canção de Natal cantada por uma criança nos afetará de modo bem diferente do que a mesma canção cantada por um profissional adulto. Artistas populares de teatro, como Bob Hope ou George Burns, sempre transpiram uma sensação de sabedoria divertida e de alegria de viver, e essas combinações de sentimentos afetam seu público pelo menos tanto quanto qualquer uma de suas piadas.

---

1. Seth descreveu as combinações de sentimentos como "as atitudes emocionais para consigo mesmo e para com a vida em geral, e que geralmente governam as maiores áreas da experiência" (Jane Roberts, *The Nature of Personal Reality*, Nova York, Prentice Hall, 1974, p. 13.)

Suas combinações de sentimentos influenciam os níveis internos e externos de sua experiência. Pense, por exemplo, no magnetismo psíquico de alguém que está apaixonado. A paixão não só faz com que a pessoa vivencie uma exaltação interior; a pessoa enamorada também descobre que o mundo exterior melhorou consideravelmente. É como diz o ditado, "Todo mundo ama um amante", pois quem ama transpira felicidade e bem-estar.

As nuanças de seus sentimentos globais não mudam com o seu humor diário. Elas são mais constantes e incrustadas na sua biologia psíquica. No entanto, há exercícios para mudá-las. Nos exercícios seguintes, você será requisitado a avaliar e, depois, a alterar as suas nuanças de sentimentos.

Exercício 6

A fantasia da casa

Imagine uma casa com seu olho mental. Pretenda que essa casa o represente simbolicamente, que tenha sua "energia". Manifeste apenas essa intenção e a energia tomará conta de si mesma. Pode ser qualquer tipo de casa que você deseje. Vá para dentro dela e entre numa das salas. Observe-a. Como é a mobília? Que cores há na sala? Há algo nas paredes? É confortável? Ande ao redor e "sinta" a sala com o máximo de detalhes que puder.

Para a segunda parte do exercício, pense nas mudanças que você poderia gostar de fazer na sala. Você gostaria que ela tivesse outra função — servir como biblioteca em vez de como sala de jantar? Que mobílias você prefere? Que cores? Há em sua memória alguma sala ou estilo de decoração que você gostaria de usar? Ilustrações de um livro, cenas de um filme, fotos de revistas podem ser lembradas para aprimorar sua imaginação. O importante é refazer a sala de modo que lhe agrade. Não se esforce demais nesse sentido. Você pode usar seu tempo e mudar a sala dia a dia, à medida que se sentir bem com as mudanças.

Agora, se o seu modo mais fácil de fantasiar é auricular ou táctil, então você vai querer mudar este e os outros exercícios. Por exemplo, imagine que você entra numa casa e ouve sons, talvez um bebê chorando ou uma música tocando. Então, mude qualquer som que você queira. Você pode ouvir o bebê respirando contentemente ou transformar a música em canto.

EXERCÍCIO 7

Para sonhar de novo

Os sonhos são recursos valiosos porque neles as combinações de sentimentos são vividas direta e imediatamente. Neste exercício, você faz uso de um sonho que gostaria de mudar. Em geral, os pesadelos são os primeiros exemplos que vêm à mente, mas o sonho que você escolhe não precisa ser traumático. Só precisa conter um elemento que você gostaria de tornar diferente. Lembre-se dele com o máximo de detalhes possível, fazendo anotações, se já não tiver feito isso.

Num estado de descontração, sonhe novamente na sua imaginação. Não vá dormir; apenas reviva a sensação o máximo possível. Quando chegar à parte que você quer mudar, faça-o.

Por exemplo, suponha que você sonhou que estava dirigindo, perdeu o controle do carro e mergulhou num rio. Você pode sonhar isso novamente de modo a recuperar o controle do carro e o manobrar de volta para a estrada. Ou sonha novamente que, quando o seu carro se precipitou no rio, foi capaz de voar; ou que, antes de aterrissar no rio, o seu carro se transformou num carro anfíbio e navegou pelas águas.

Há diferentes modos de continuar este exercício. Você pode fazer uma série de mudanças num sonho, ou fazer mudanças através de vários sonhos. Pode explorar vários modos de mudar um simples item do sonho. Pode recontar para si mesmo o sonho mudado, do mesmo modo que se lembraria de um sonho comum, para reforçar a mudança. Escreva o sonho mudado no seu caderno de sonhos, como se tivesse sido um sonho "real".

Este exercício é muito eficaz. Pode ajudá-lo a alterar suas limitações, seu relacionamento com os outros e as distorções da sociedade e da cultura em geral.

Trabalhar com combinações de sentimentos é como espalhar tinta com um grande rolo. Você pode cobrir, mudar e melhorar grandes áreas. Do mesmo modo, a melhora das suas combinações de sentimentos resultará em melhorias que se espalharão ao longo de grandes partes da sua vida. Por exemplo, tornar-se mais alegre e sentir-se mais digno fará as pessoas responderem mais favoravelmente a você. No entanto, você não pode usar um rolo para pintar detalhes. Precisa de um pincel fino para isso.

O "pincel" que você usa para pintar os detalhes da sua experiência é o trabalho com as crenças, um instrumento psíquico prático que é discutido nos três capítulos seguintes.

6 O poder das crenças na teoria

A sentença de Seth "Você cria a sua própria realidade de acordo com as suas crenças" é, talvez, o princípio fundamental da Nova Era. Nenhum conceito é tão útil para refazer vidas, aumentar a afetividade e enriquecer o seu sentido.

Para o bom uso do poder das crenças é preciso compreender profundamente o que elas são. Como acontece, em geral, com o pensamento da Nova Era, as palavras não expressam prontamente as verdades subjacentes. O inglês não tem nenhuma palavra para essas centelhas multidimensionais da vida que chamamos de crenças. As crenças são estruturadas por pensamentos, mas são mais do que meras noções. Estão repletas de potencialidades físicas, emocionais, intelectuais e espirituais.

Como as crenças funcionam

Suas crenças agem como fronteiras entre você e o seu eu profundo. Elas têm uma função semelhante àquela das paredes das células do nosso corpo. A parede da célula forma uma membrana semipermeável que deixa os nutrientes vindos de todo o corpo penetrarem; ela também serve para manter as substâncias inadequadas do lado de fora. Quase da mesma forma, suas crenças formam uma parede de identidades psíquicas que admite alguns eventos do seu eu profundo enquanto impede que outros entrem.

O eu profundo tem a habilidade de manifestar qualquer experiência física para você, de lhe dar tudo o que o seu coração deseja, mas isso obedece a certas regras. Lembre-se: sua experiência como uma pessoa com a mente consciente é importante para o eu profundo. O modo como o eu profundo manifesta a experiência a você, ao mesmo tempo que respeita a sua autonomia, é seguindo suas crenças.

Elas formam uma esfera de viabilidade,[1] estabelecendo o que poderia ser chamado de uma parede do "eu" eletromagnético. Ao mesmo tempo que todo o corpo coopera e segue as orientações de uma parede individual da célula empurrando através dela apenas os nutrientes que a parede da célula pode e irá aceitar, assim o eu profundo empurra para dentro somente o que a parede do eu permitir.

Conseqüentemente, se há eventos que você deseja que se realizem, tudo o que tem a fazer para que aconteçam é alterar as crenças na parede do seu eu. Naturalmente, há um modo de fazer bom uso da magia das crenças — com bom senso. Para o paranormal prático, o primeiro passo para desenvolver essa habilidade é compreender o que queremos dizer por crenças.

Uma perspectiva ingênua

"É só uma crença!"

John lembra que esta era a resposta preferida de todos quando ele era membro das aulas de Seth. Nessas primeiras tentativas de entender o axioma de Seth, presumia-se que as crenças eram meras conclusões intelectuais que uma percepção intuitiva permitiria mudar à vontade. Naqueles primeiros dias, pensaram que mudar a realidade seria tão simples quanto mudar a mente. Não era, e a história de John sobre o Super-homem mostra por quê.

Quando tinha mais ou menos cinco anos de idade, John teve a idéia de que, se fosse todos os dias a um determinado lugar, desejasse ardente e insistentemente "Quero ser o Super-homem, quero ser o Super-homem", ele seria capaz de voar. Então ia para um lugar escondido e insistia mentalmente nessa idéia. Fez isso pelo

---

1. Ophiel cunha a expressão "esfera de viabilidade" no seu livro *The Art and Practice of Getting Material Things Through Creative Visualization,* York Beach, ME, Samuel Weiser, Inc., 1967, p. 25.

que pareceu ser um longo período de tempo — três dias — e então foi testar sua nova habilidade num salto voador. Ele ainda pode ouvir sua respiração sendo expulsa dos seus pulmões quando aterrissou sobre o seu próprio estômago.

A crença de John, de que ele voaria, era tão sincera e completa que nem tentou amortecer a queda com os braços ou as mãos. Hoje, John usa essa experiência para descrever as diferenças sutis e difíceis que são necessárias para entender as crenças.

No sentido mais simples da palavra, John acreditava que ia voar. Portanto, obviamente, se esse princípio fundamental da Nova Era — "Você cria a sua própria realidade de acordo com as suas crenças" — for de alguma utilidade, é necessário uma compreensão mais profunda.

A diferença entre uma conclusão e uma crença

As crenças não funcionam como simples pacotes ou conclusões intelectuais. Elas diferem em dois aspectos importantes. Primeiro, funcionam em sistemas. Segundo, não são compostas de conteúdos meramente intelectuais, mas são, em certo sentido, componentes vivos da sua aura, do seu intelecto, das suas emoções e do seu corpo físico.

Na nossa tradição ocidental lógica, é costume isolar e tomar as coisas à parte para estudá-las. Este é um hábito difícil de abandonar. O que é importante notar ao se trabalhar com crenças é que elas não são unidades como tijolos numa parede. Ao contrário, elas influenciam tudo e todos como os temperos numa sopa. Quando você prova a sopa, pode ser capaz de identificar quais condimentos foram usados, mas o sabor todo vem da mistura.

Voltando à tentativa fracassada de voar de John, ele não tinha desenvolvido uma crença total de que podia voar; ao contrário, ele chegou à simples conclusão de que poderia voar. Uma conclusão é só uma afirmação isolada, enquanto que a crença é parte de um sistema inteiro, uma rede de conhecimentos e de compreensões.

Mesmo aos cinco anos, o sistema de crenças de John estava bem fundado no seu ser como um garoto humano, em vez de ser uma criança de Kripton com poderes e habilidades muito além dos poderes dos homens mortais. John sabia que os humanos não voam, que as coisas caem quando você as solta e vários outros fatos da vida humana comum. Esse conhecimento superou sua simples conclusão de que poderia voar. Junto ao seu conhecimento intelectual, havia razões mais importantes relacionadas com a natureza das crenças para que John não voasse.

A crença na gravidade estava arraigada em John. Essa consolidação multidimensional das crenças no seu corpo, nas suas emoções, no seu intelecto e na sua aura é o que discutiremos a seguir. Quando você entender a interação do corpo, da mente e da aura, irá entender por que, mesmo intelectualmente, as crenças funcionam em sistemas.

As crenças são multidimensionais

É fácil entender que as crenças são multidimensionais quando você observa uma leitura psíquica. Na próxima seção, vamos descrever essa leitura, mas não porque é necessário ser ou consultar um paranormal convencional. Faremos isso porque esta é a melhor maneira de demonstrar a multidimensionalidade das crenças e como elas funcionam em sistemas.

Como John estava estudando para se tornar um paranormal convencional, aprendeu a fazer leituras da aura no Berkeley Psychic Institute sob a orientação de Lewis Bostwick. Por mais de uma geração, Bostwick e seus alunos têm ensinado um sistema de leitura útil que leva à experiência paranormal direta.[2] Isso começou com a compreensão de que há alguma coisa como a energia paranormal

---

2. Embora o próprio Bostwick declarasse que ele nunca coloca o seu sistema por escrito, acreditando na importância fundamental de ensinamentos de primeira mão e experiências, vários de seus estudantes têm escrito guias úteis. Veja a seção de Leitura Recomendada, no fim deste livro.

que, como a energia elétrica, é invisível mas poderosa. Você e seu corpo estão dentro, fora e abrangem um campo de energia psíquica, absorvendo-a e emitindo-a tanto quanto absorvem e emitem ar, comida e água. Você pode visualizar essa energia como uma nuvem radiante ao seu redor, do mesmo modo que as fotos Kirlian mostram um campo de luz rodeando os sujeitos fotografados. Esse campo é comumente chamado de aura.

A aura é composta de várias camadas ao redor do corpo, como cascas concentradas de energia. Talvez o modo mais simples de visualizar essas camadas seja pensar nas bonecas idênticas que se encaixam uma dentro da outra. No entanto, você não pode se dividir. Você e sua aura são muitas camadas juntas. Aprender a perceber a aura e suas camadas faz parte do aprendizado de fazer leituras psíquicas.

A energia paranormal é dinâmica, e a aura é ativa e muda constantemente, da mesma forma que o seu corpo está sempre funcionando. Um aspecto que é especialmente útil para o leitor paranormal é a impressão de um evento passado deixada na aura, chamada de "quadro". É como uma "imagem congelada"; mas, ao invés de uma ação congelada, um quadro psíquico é energia congelada. Os quadros podem aparecer em qualquer uma das camadas da aura. Dependendo dos sentimentos dos sujeitos em relação às suas experiências, os quadros carregam uma "carga" emocional que os faz juntarem-se a outros quadros semelhantes. Além disso, eles tendem a se revelar em partes específicas do corpo que têm um propósito correspondente à sua carga emocional. Por exemplo, fisicamente o pescoço se relaciona com a comunicação. Os quadros de eventos e idéias que indicam "Não consigo dizer o que realmente sinto" tenderão a se congregar ao redor do pescoço da pessoa.[3]

---

3. Cada paranormal vê a aura diferentemente, de acordo com o sistema em que foi treinado, porque, afinal de contas, nós criamos a nossa realidade de acordo com as nossas crenças. Mesmo no sistema de John, os quadros são apenas um elemento da leitura de auras, mas suficiente para os nossos propósitos aqui.

Então, quando olha para a aura de uma pessoa, um leitor paranormal vê um sistema multidimensional de energia composto de quadros que irradiam as emoções e pensamentos do sujeito sobre os eventos mostrados e a parte do corpo ligada a esses quadros. Juntos, esses quadros multidimensionais manifestam as crenças.

Vendo como as crenças funcionam na leitura da aura

O relato seguinte mostra quão profunda e cuidadosamente as crenças são sustentadas, quase que literalmente, em nossos corpos e mentes. Isto é baseado numa leitura que John fez para Ellen, uma cliente preocupada com a carreira de escritora que tinha deixado de lado para constituir família. Nesse caso, o propósito da leitura era "eliminar o negativo". A leitura se concentrou em seus quadros de crença que poderiam diminuir o sucesso de Ellen.[4]

Assim que a leitura começou, John observou um quadro próximo ao plexo solar de Ellen, uma área associada à ambição. "Parece que sua mãe lhe disse que você não era boa o suficiente, que não tinha o que é preciso para fazer sucesso no mundo lá fora", ele disse.

"Não, ela nunca me disse isso e nunca o faria", respondeu Ellen veementemente. "Mas ela sempre disse isso a respeito de si própria."[5]

"Bem, acho que você entendeu a mensagem", sugeriu ele. Depois de um instante, Ellen admitiu que tinha se apegado a muitas crenças do seu modelo de feminilidade, sua mãe, e que esta podia muito bem ter sido uma delas.

---

4. Embora não seja necessário ser um paranormal convencional ou consultar um para aprender sobre si mesmo, essa pode ser uma maneira. A esperteza de John na leitura de auras deu a Ellen informações que ela achou valiosas, tanto quanto sua esperteza como advogado poderia ser valiosa se ela tivesse um problema legal. Isso aconteceu apesar do fato de que, no princípio, Ellen era cética em relação à leitura da aura.

5. Essa mudança é um exemplo importante de um relacionamento paranormal-cliente adequado. Nunca aceite indiscriminadamente o que qualquer

Quando John continuou, viu um outro quadro na mesma área e comentou: "Seu pai gostava dessa afirmação da sua mãe; gostava que ela pensasse que não era boa o suficiente."

"Sim, acho que isso fazia com que ele se sentisse superior", concordou ela. E explicou que, quanto mais sua mãe conquistava auto-respeito, mais seu pai bebia e o casamento deles se deteriorava. Ellen começou a descrever o doloroso divórcio dos pais, mas John já estava lendo um outro quadro ao lado desse que ele tinha acabado de ver.

"Vejo você quando criança jogando pingue-pongue com um menino. Você perdeu o jogo de propósito para que ele vencesse", disse vagarosamente, como se soubesse que o que dizia parecia uma tolice. O queixo de Ellen caiu. "Isso aconteceu mesmo! Foi há muito tempo atrás, mas guardei isso comigo. Ele era um vizinho, velho companheiro de brincadeiras; tinha uma mesa nova de pingue-pongue e eu era a melhor jogadora. Mas era grande o suficiente para perceber que perder para uma garota seria muito humilhante para ele. Então deixei que ele vencesse." A importância desse quadro era a sua justaposição aos outros. Ellen descreveria a si mesma como uma feminista madura, ainda que as suas convicções sociais não tenham penetrado em algumas crenças profundamente sustentadas a respeito de ser "uma boa mulher", modesta e simpática.

John lhe sugeriu: "Agora concentre-se nos seus pés e me diga o que vê." Lembrou-se imediatamente de uma fotografia que tinha achado fascinante quando era uma jovem adolescente. Era da sua mãe quando tinha a mesma idade, parada desajeitadamente com a ponta dos pés voltada para dentro à frente da câmera. Olhando fixamente para baixo, os seus dedos virados, Ellen viu como tinha adotado literal e figurativamente a postura da mãe.

---

paranormal lhe disser. Pese isso em comparação com as suas experiências e os seus instintos, e ajude o paranormal a "afinar o tom" das impressões dele. Neste caso, John estava agradecido pelo *feedback* que o ajudou a se guiar através de suas impressões, e Ellen foi capaz de continuar com a leitura dele em boa fé. (Veja capítulo 11, Como usar as habilidades paranormais convencionais.)

Dirigindo-se à região dos quadris, John observou que Ellen estava psiquicamente mantendo seu marido e seu filho no lado direito. O quadro sugeria que ela estava reagindo às crenças do dilema da mãe — que o custo da auto-realização era a dissolução da família. O comprometimento de Ellen com a família atual e a expectativa de que seu sucesso provocaria sua dissolução significavam que seu eu profundo iria passar por um momento difícil manifestando suas aspirações emocionais, a menos que mudasse essas expectativas.

Na área da garganta e do ombro, John captou uma vida passada em que Ellen também tinha sido um escritor, um homem. "Não posso dizer exatamente como, mas você entrou em conflito com alguém e reagiu com grande hostilidade. Ele prejudicou a sua carreira. Essa experiência está afetando você até agora e está fazendo com que você fique com medo de assumir uma posição pública quanto às suas novas verdades." Ellen não tinha nenhuma lembrança pessoal desse conflito, mas apresentava problemas crônicos no pescoço e nos ombros.

No alto da cabeça, John viu uma outra vida passada. "Você tem algum tipo de material de 'Virgem Vestal' aqui; uma crença permanente de que é mais espiritual ser feminina." A primeira resposta de Ellen foi de que toda energia masculina existe, muito provavelmente, para prestar-se à crueldade e à corrupção. Então ela percebeu que essa crença a limitaria e que tanto a energia masculina quanto a feminina seriam necessárias para conseguir seus objetivos.[6]

Examinando o sistema

Essa leitura extensa demonstra não apenas como uma crença pode ser mantida, apesar das outras crenças contrastantes, mas também

---

6. Em geral, o tipo de descobertas que Ellen obteve da sua leitura vem gradualmente, com o tempo. Para nossos objetivos, abreviamos a leitura consideravelmente. Ellen relatou que, meses depois, ainda estava tirando proveito dessa leitura.

como as crenças funcionam num sistema completo, literalmente da cabeça aos pés. As crenças são orgânicas e funcionam numa interdependência física e biológica. Podemos ter acesso ao sistema de várias maneiras. O mais importante é aprender a trabalhar com as crenças à luz do seu alcance e da sua influência.

Uma vez que você começa a entender que as crenças são multidimensionais — envolvendo luz interior, intelecto, emoções e o corpo físico — é fácil ver que elas não podem ser separadas em blocos isolados. Por causa da sua formação intelectual, John e os outros membros da classe de Seth tentaram isolar as crenças — mais precisamente como pessoas meticulosas que, nas refeições, consomem escrupulosamente primeiro as ervilhas, depois a carne, depois as cenouras, mantendo as porções separadas em seus pratos. No momento em que toda a comida se mistura no estômago, todas as idéias e experiências se misturam na aura. Você pode isolar suas convicções intelectualmente, mas no corpo e em outros níveis suas crenças estão misturadas.

John gosta de contar a história da visita da sua prima ianque à Geórgia. Elogiando as virtudes da arte culinária sulista, sugeriu que ela realmente deveria experimentar grãos. "Está bem", ela concordou, "provarei um."

"Você não pode comer um grão!" John riu, e isso é o mesmo que tentar isolar as crenças. As crenças não existem individualmente, mas caminham juntas. Juntas elas constituem uma esfera de disponibilidade para eventos e circunstâncias.

7 Como mudar as crenças

Quando a nossa amiga Annie estava se tornando adulta, míope desde pequena, ficou famosa por ser desajeitada. No colegial, seu hábito de topar com a mobília, derrubar coisas e, por outro lado, perder sempre o controle eram fontes inesgotáveis de diversão para os seus amigos. Ela estava sempre se contundindo em acidentes com armários de cozinha, portas de carro e escadas, até a idade adulta.

Quando estava com uns trinta anos e sofrendo de ansiedade por ficar em boa forma, decidiu tomar aulas de balé. Em poucas semanas, as pessoas começaram a notar nela uma postura mais graciosa. Até Annie notou que a sua postura estava melhorando, mas demorou algum tempo antes que ela percebesse que, de alguma forma, a maldição tinha sido quebrada. Isso não apenas mudou a aparência das suas canelas eternamente roxas, também mudou seu comportamento em sociedade. Annie desenvolveu um novo equilíbrio e uma nova segurança que beneficiaram todas as suas atividades.

As crenças de Annie a respeito de si mesma como um trapo mudaram indiretamente, sem sua volta deliberada à sua experiência e suposições passadas. Aqui está um exemplo do tipo de alteração normal que acontece naturalmente nessa época. Somos constantemente inspirados, alterados, movidos e transformados pelas experiências ao longo da nossa vida. Entendendo isso, o paranormal prático apenas passa a atuar de forma mais decidida que antes.

Há dois passos para a abordagem do paranormal prático mudar as crenças. O primeiro é identificá-las; o segundo é trocá-las pelo recrutamento do eu profundo através da fantasia prática.

Identificando as crenças

Quando você quer investigar que crenças podem estar agindo numa determinada situação, você pode perguntar a si mesmo — e ao seu eu profundo — o que está acontecendo com você: "Tenho crenças que estão interferindo na realização dos meus desejos aqui? Quais são elas?" Porém, suas crenças podem não estar disponíveis de imediato em se tratando de problemas difíceis.

Uma forma de conhecer melhor a si próprio e às suas crenças é considerar a sua experiência como um espelho de si mesmo. Chamamos esse efeito de "Você é o que você vê".

Como exemplo, vamos considerar um conflito que um casal conhecido nosso, Harry e Susan, costumava ter regularmente.

Harry é um daqueles motoristas que ficam preocupados com o mau comportamento de outros motoristas. Durante anos ele se enfurecia enquanto dirigia, extravasando sua hostilidade na buzina e nos gritos. Susan respondia à raiva dele tentando convencer Harry de que ele não deveria ser tão intransigente. Prestimosamente, ela salientava que, na verdade, as coisas não eram tão más, que eles não estavam além do esquema, e assim por diante. Isto se somava à irritação de Harry que, por sua vez, se somava à de Susan.

Os dois levaram anos para superar o problema, mas, de vez em quando, Susan se fazia uma pergunta provocativa. Obviamente, Harry contra-atacava os outros motoristas; havia alguma parte da vida dela em que ela estava reagindo com violência? Susan percebeu que, na sua família, à medida que ela se desenvolvia, expressar raiva como Harry fazia era completamente inaceitável. Essa crença aprendida estava ditando sua resposta à raiva de Harry, fazendo com que ela se sentisse compelida a tentar controlar o comportamento de Harry, tentando convencê-lo a não manifestar o que sentia. Em outras palavras, ela estava reagindo de modo exagerado às reações exageradas de Harry.

A percepção de Susan e sua conseqüente mudança de atitude ajudou Harry a mudar. Ele não teve mais que enfrentar as tentativas de Susan para controlar o seu temperamento e foi capaz de perceber que grande parte da sua raiva contra os outros motoristas se devia ao fato de não poder controlar o comportamento *deles*. Harry percebeu que havia captado atitudes de impaciência e de urgência da sua família, à medida que estava se desenvolvendo. Finalmente, Harry e Susan descobriram problemas que *podiam* controlar, porque esses problemas faziam parte das suas estruturas de crenças.

"Você é o que você vê" e a Galeria de Espelhos

O exemplo de Harry e de Susan mostra diversos pontos úteis sobre a identificação das crenças. Primeiro, esse efeito de "Galeria de Espelhos" é mais freqüentemente visto nas pessoas mais próximas a nós; no entanto, devido aos relacionamentos íntimos serem tão altamente carregados de energia também podem ser os mais difíceis de se observar com perspectiva. Será fácil manter a perspectiva se você lembrar que não importa quem está certo e quem está errado. O importante é observar com proveito os reflexos ao seu redor.

Em segundo lugar, como um espelho inverte a sua imagem, a realidade geralmente inverte a imagem da sua crença; ou pode refletir suas crenças com exagero e distorção, como uma divertida casa de espelhos. Muitas vezes, quando você tem uma forte reação negativa a alguém, trata-se de um sinal. Quando você se surpreende pensando algo como "Rapaz, esse cara é sempre um estúpido!", pergunte-se se há alguma coisa acontecendo na sua própria vida da qual você não está a par.

A técnica proposta acima só funciona se você for desembaraçado e quiser se eximir da culpa. Se Susan tivesse dito simplesmente para si mesma "Eu não ajo como uma tola no trânsito", não teria saído da sua dificuldade. Concluir que Harry agia como um tolo no trânsito e ela não, embora fosse verdade, não seria útil para ajudá-la a resolver o problema. O que a ajudou foi admitir que o comportamento irritadiço de Harry era uma pista para algum comportamento dela mesma. Sua reação não era a mesma de Harry. O comportamento dele era inverso e distorcido do seu, como se ela estivesse se vendo numa divertida casa de espelhos.

Pode não parecer justo que a melhor estratégia de Susan fosse mudar o seu próprio comportamento, quando o comportamento de Harry era muito mais inadequado, mas é sempre mais fácil mudar o nosso comportamento do que forçar essa mudança em outra pessoa. Nesse caso, a mudança dela revelou-se o desencadeador fundamental na mudança de comportamento de Harry; portanto, Susan beneficiou a ambos, desenvolvendo-se como pessoa e apreciando a mudança no comportamento dele.

Usando a técnica do espelho, tanto Susan como Harry descobriram as crenças que afetavam áreas da sua vida de modo que eles nem podiam imaginar. As crenças e suas implicações geralmente passam despercebidas ou são apreendidas apenas parcialmente. Porém, sua mente consciente é um instrumento poderoso para avaliar as conseqüências. Use-a como um mecanismo de recordação para entender as crenças que dão origem às experiências, da mesma forma que pode usar sua mente consciente para analisar os conteúdos de um sonho. O próximo exercício pode ajudá-lo a começar.

Exercício 8

A vida pode ser um sonho

Neste exercício, você trata a realidade — um incidente específico, um dia recente ou qualquer parte da experiência de vida que você escolher — como se fosse um sonho. Primeiro, reconte o seu "sonho" escrevendo-o, gravando-o numa fita cassete ou partilhando-o com os outros. Então, interprete-o. O que essa realidade/sonho significa para você?

Este exercício pode ser feito em vários dias. Se você já mantém um diário de sonhos ou estuda com um grupo de sonhos, pode simplesmente aplicar as técnicas já conhecidas. Se não tiver nenhuma abordagem comum para a interpretação dos sonhos, você pode tentar a abordagem gestáltica. Imagine que cada elemento da história sonho/realidade — seja personagem, cenário, objeto ou outra característica — representa uma característica sua. Seja cada característica do sonho e fale para os outros. Explore por completo o que cada uma diria se pudesse falar, deixando sua imaginação realmente livre. (Há muitos livros sobre sonhos que propõem várias abordagens. Consulte o apêndice de Leitura Recomendada.)

A interpretação dessa realidade/sonho é sua, quer você trabalhe nisso sozinho ou com os outros. De que modo a realidade reflete simbolicamente, como num sonho, os problemas com os quais você tem lidado? Que crenças fundamentam esses problemas?

A ecologia das crenças

Uma vez que você tenha identificado suas crenças, vai querer mudar algumas delas. Mas, assim como o relacionamento entre as coisas vivas e o meio ambiente é vital para a sobrevivência, assim é o equilíbrio ecológico entre as suas crenças e o seu mundo.[1] A experiência de John como um jovem inexperiente é um relato acautelador.

Depois de se formar na Harvard Law School, mas antes de ir trabalhar, John passou um ano e meio desenvolvendo seus estudos espirituais na Índia, em São Francisco e no Estado de Nova York. Ele aprendeu a reconhecer as assim chamadas crenças negativas, e continuou a se livrar de todas as crenças antiquadas e superseveras a respeito de como vencer no mundo. Até aquele tempo, tinha feito bom uso das crenças de seus pais no trabalho difícil e na adaptação às exigências da sociedade. E, enfim, fez isso através da Harvard Law School sem prejudicar suas pesquisas sobre metafísica. Agora que dispunha de todos os instrumentos, sentiu que não teria que se conformar por muito tempo com as expectativas da sociedade, com o trabalho pesado ou com o aprendizado do mundo. Ele estudou com os maiores professores da época e pensava que todos os que tivessem a boa sorte de contratá-lo seriam certamente beneficiados com sua visão clara das verdades cósmicas.

---

1. O uso do termo "ecologia" para esse conceito vem de *Reframing* de Richard Bandler, Moab, UT, Real People Press, 1982, pp. 50-52.

John teve de sofrer as conseqüências. Surpreendentemente, as pessoas que contratavam advogados não estavam interessadas em paranormalidade. Queriam empregados que se dedicassem a casos de pesquisa ou de argumentação. Enquanto nos primeiros vinte e seis anos ele não tinha conhecido outra coisa a não ser o sucesso na maioria de seus empreendimentos, nos vários anos seguintes ele só fracassava. Suas velhas crenças, embora fracas e inadequadas, tinham serviço como função vital na sua personalidade. Se ele soubesse na ocasião o que sabe agora, teria sido um pouco menos precipitado em abandonar as chamadas crenças negativas. Cada crença tem seu motivo.

Ela se forma de acordo com a melhor avaliação da realidade que você pode fazer em dado momento. Antes de abandonar qualquer crença, passe algum tempo refletindo para quais propósitos positivos ela serve.

Uma vez que você identificou uma crença que o esteja incomodando, use a fantasia prática para trocar essa crença por uma mais vantajosa. Assegure-se de que suas novas crenças incluem as vantagens das velhas enquanto se livra das desvantagens. Aqui estão três fantasias práticas para mudar as crenças. Elas não têm que ser feitas juntas, mas são complementares e, quando feitas juntas, seu efeito é cumulativo.

Exercício 9

Libertando-se do seu passado

Numa fantasia bem imaginativa, você pode "destruir" quadros de eventos ligados à crença. Como explicamos no último capítulo, os quadros são memórias impressas, traços de experiência. A destruição de um quadro é um modo de anular o efeito de uma experiência. Você não apaga a sua lembrança, mas dissolve a carga emocional que esta carrega. Você pode fazer isso com a freqüência que quiser, já que alguns quadros persistem insistentemente. Enquanto você faz este exercício, lembre-se de estar aberto a novas descobertas.

O melhor modo de destruir um quadro é atirá-lo num sol dourado derretido que removerá a energia da recordação. Então, recicle essa energia de volta à sua aura como uma energia quente, dourada e livre. Saiba que a informação da memória estará sempre acessível a você, mesmo que tenha dispensado a carga psíquica que costumava carregar.

No caso de Harry, o motorista hostil, ele alterou sua hostilidade para com os outros motoristas através da destruição de quadros sobre a sua vida familiar anterior. Hoje, ele ainda se lembra de como os membros da sua família reagiam com ansiedade, impaciência e premência em situações em que nada disso era necessário ou útil. Mas essas lembranças não o envolvem mais emocionalmente nem influenciam o seu comportamento.

Exercício 10

Descartando crenças

Pegue uma crença que você queira mudar e transforme-a numa imagem, som ou sentimento representativo. Então, use a imaginação para apagá-la. Você pode transformá-la numa fotografia que você segura sob um raio de sol, queimando ou dissolvendo a foto. Se for uma fantasia auditiva, abafe-a com o som de fortes ondas do oceano, ou qualquer outra forma de "ruído branco". Se é de um sentimento que você se lembra, modere-o dentro de si mesmo. Se isso fizer você se sentir duro e frio, aqueça-o numa lareira. Se fizer você se sentir esgotado e preocupado, embale-o como um bebê.

Por exemplo: Susan poderia ter tomado a crença de que "expressões de raiva nunca são apropriadas", e usado a imaginação para recontar como ela se sente, como soam as suas palavras e qual é a sua aparência quando as pessoas ao redor dela ficam com raiva. Então, ela desfaz essa experiência na imaginação.

Exercício 11

Criando novas crenças

Nessa fantasia, você se imagina praticando uma nova crença em lugar de uma antiga. Como sua vida mudaria se, em lugar da sua velha crença, você abraçasse outra diferente? Qual seria a sua aparência, como soaria e que sentimentos evocaria? Quem seria afetado e como?

Detenha-se nesta fantasia. Jogue com as diferenças prováveis à medida que passa pela sua rotina diária. Quando você se imagina praticando a nova crença, note mudanças na sua linguagem corporal, no tom de voz, nas respostas aos outros. Deixe que essas observações continuem a informar a sua fantasia. Você pode até representar a mudança num pequeno drama que represente, sozinho ou com os amigos. Isso pode ativar o seu corpo, a sua mente e a sua aura.

De vez em quando, você pode ir além da fantasia e dos ensaios tentando ver a utilidade da nova crença em pequenas coisas.

No caso de Susan, ela poderia visualizar, ouvir ou sentir algo que evitaria que as tiradas de Harry a perturbassem. Então, certo dia, ela poderia estabelecer uma meta resolvendo chegar a algum lugar sorrindo, saindo calma e vagarosamente do carro.

Mutatis mutandis

Quando as pessoas descobrem como as crenças afetam a experiência de modos que elas nunca suspeitaram antes, começam a querer saber algo sobre essas crenças que estão além da recuperação consciente.[2] As experiências da primeira infância ou de vidas passadas que estão além da lembrança da maioria de nós ainda nos afetam. Mesmo que a fonte de algumas crenças possa estar fora de alcance, os eventos para os quais contribuem são manifestados na nossa vida

2. Na verdade, de um certo ponto de vista, você cria a sua própria realidade de acordo com as suas crenças conscientes (veja Apêndice II). No entanto, usando a técnica *mutatis mutandis*, você não tem que tornar tudo consciente para que isso funcione.

diária. Uma vez que você identifica um problema, pode pedir ao seu eu profundo para fazer os ajustes adequados, sem nunca lembrar conscientemente a experiência da infância (ou da vida passada).

Mutatis mutandis é uma frase latina usada na linguagem jurídica e significa geralmente "fazendo as mudanças necessárias". Usamos isso como um tipo de taquigrafia com o eu profundo, pedindo-lhe que traga mais informações que poderiam ser necessárias e que ajudariam nas mudanças imprescindíveis à integração.[3] Quando você faz exercícios como os anteriores, terminar com a frase *mutatis mutandis* é uma forma agradável de solicitar a assistência do eu profundo. Sussurre isso para o seu eu profundo ou seu cavalo enquanto você cavalga. Às vezes vai parecer que o eu profundo toma conta das coisas como que por mágica. Mas, na maioria das vezes, requer mais trabalho. Às vezes, fazer as mudanças necessárias vai requerer mais experiência de vida.

Não haveria muito sentido em trabalhar com as crenças se elas não melhorassem a sua eficiência ou desempenho. E elas fazem isso. Uma vez que você tenha identificado qualquer crença, pode usá-la para fazer grandes mudanças, do mesmo modo que um leme pode mudar o curso de um navio. Uma vez que você diz ao eu profundo em que direção quer ir, ele pode prestar-lhe ajuda em grandes mudanças. No entanto, um leme seria ineficiente na direção de um barco que estivesse parado em terra firme. Às vezes você precisará de um mar de experiências para mudar o seu curso.

O meio mais difícil de ganhar um milhão de dólares

Uma porcentagem surpreendente de adeptos da Nova Era, neste primeiro desabrochar de entusiasmo que vem da descoberta de que eles criam a sua própria realidade, decide que vai ganhar na loteria. Afinal, tudo o que têm a fazer é se tornarem suficientemente para-

3. Veja o Apêndice III para uma discussão das probabilidades e como você pode mudar o seu passado.

normais para escolher um número premiado ou, para os mais sofisticados, trabalhar em suas crenças de modo a ampliar aquelas que se referem à prosperidade.

Esta é uma outra versão da abordagem "a vida é uma questão de esperteza", como se o propósito de criar a sua própria realidade fosse poupá-lo do problema de viver. É claro que não há nada errado em querer um milhão de dólares, mas há uma razão mística forte pela qual é mais fácil, a longo prazo, fazer um milhão de dólares em atividades lucrativas do que na loteria.

É quase impossível alterar nossas crenças num vazio sem experiência. Por isso, o melhor modo de mudar as crenças é você viver a sua vida. A verdadeira razão pela qual você é feito de matéria é que a realidade física tem exatamente a quantidade certa de estruturas para as suas necessidades. Se você tentar usar de artimanhas com a realidade e conseguir os benefícios sem experiência, vai, de modo geral, crescer vazio. Essa ilusão de que o mundo paranormal é um substituto para a experiência aparece sempre. As pessoas vão aos paranormais para que eles lhes digam se o novo homem ou a nova mulher que encontraram é o companheiro ideal. As pessoas modernas que procuram emprego pensam que podem determinar psiquicamente *qual* é o emprego certo e saírem para a rua para aquela entrevista feliz e bem-sucedida para o trabalho dos seus sonhos.

Às vezes, devido a problemas práticos, você não consegue saber a resposta. Se o seu companheiro "ideal" aparecesse antes que você tivesse tido muitas experiências com outros possíveis amantes, você poderia não perceber que qualidades tornam uma pessoa ideal para você. Sem muitas entrevistas para empregos, você pode não ter uma idéia clara do que quer e do que é possível, e pode não ter as habilidades sociais requeridas para fazer uma entrevista de trabalho bem-sucedida com o empregador ideal.

Se a realidade física não fosse suficientemente desafiadora de modo que requeresse a sua experiência para obter os frutos, ela não manteria seu interesse. Poucas pessoas optariam por jogar tênis contra um adversário, dia sim, dia não, de quem ganhassem a cada simples ponto. Muitas vezes o propósito da vida parece ser tornar-se bem-sucedido atingindo determinado objetivo, mas não é. Na verdade, você não joga tênis simplesmente para vencer. O propósito é adquirir experiência e aprender como usar os valores encerrados nessas experiências.

Há uma lenda sobre um fazendeiro muito pobre que capturou um duende e exigiu que ele lhe desse o seu pote de ouro. Usando seu dom de tagarelar para mandar o fazendeiro cavar aqui e ali, o duende atribuiu cada tentativa fracassada à sua confusão a respeito de onde ele havia escondido o ouro. Quando o fazendeiro já havia cavado a fazenda inteira, estava tão exausto que o duende fugiu. Depois de descansar e amaldiçoar o duende, o fazendeiro decidiu que, já que aquela terra agora estava revolvida, poderia plantar nela e ver se conseguia uma boa colheita. Em poucos meses, o fazendeiro, antes pobre, obteve uma farta colheita que vendeu pelo seu próprio potinho de ouro. Nesse instante, o duende voltou e explicou que o fazendeiro tinha um pote de ouro em sua fazenda o tempo todo, mas fora muito míope e não havia usado sua terra em todo o seu potencial.

8 O poder das crenças na prática

No primeiro capítulo deste livro, explicamos como o paranormal prático está sempre equilibrando idéias contraditórias. É um paradoxo, porém uma verdade, que o seu poder é ilimitado e limitado. Pode ser que você possa até caminhar sobre a água, mas pode ser impossível conseguir que seu companheiro ou companheira recoloque a tampa no tubo de pasta de dente.

As técnicas para meditação, visualização e elevação da consciência ficaram bem conhecidas, mas um problema fundamental é a base da sua aplicação. E a interface entre essas práticas e a conduta da vida diária? Teoricamente, não há limites para os efeitos dessas práticas de transformação. Mas, praticamente, há. Neste capítulo, com exemplos da experiência da vida real, queremos mostrar o poder das crenças quando funcionam na nossa vida diária.

Criar *versus* controlar a realidade

Uma observação comum feita por estudantes do movimento Nova Era é: "Se estou criando a minha própria realidade, por que não estou fazendo um trabalho melhor que este?" Ou, para dizê-lo com menos rodeios: "Se sou tão poderoso, por que não sou rico?" (ou magro, ou famoso, ou qualquer outro tipo de realização). A questão engloba a resposta. Seth não disse que você comanda, dita ou decreta a sua realidade. Disse que você CRIA A SUA REALIDADE. Mesmo que o seu desejo seja forte e a sua esperteza primorosa, você não vai se dar bem para sempre na criação da realidade que pretende.

Um jogador de tênis não consegue acertar todas as bolas exatamente onde quer. "Magic" Johnson não acerta todas as cestas no jogo.

Muitos dos membros da classe de Seth pensavam, no início, que, desde que você cria a sua própria realidade, pode controlá-la facilmente, e que conseguirá tudo o que quiser. Essa má compreensão leva a abordagens ridículas da vida e, às vezes, a uma culpa arrasadora quando se encontram dificuldades. O desejo de John de se tornar paranormal *E* prático teve origem durante essa primeira avaliação.

Às vezes é óbvio que esse controle não seria apenas impossível; seria ridículo. O domínio sobre a experiência de alguém deixaria a vida tão sem sentido quanto os jogos-da-velha em que os dois jogadores conhecem a estratégia e empatam todas as partidas.

Generalizando, há quatro elementos básicos no jogo da vida que a tornam impossível de ser controlada. São:

1) as regras do jogo;
2) a complexidade do jogo;
3) o sentido do jogo;
4) a espontaneidade no jogo.

Como um paranormal prático, desenvolver algum sentimento por limitações práticas significa que você pode começar a entender quando lutar por soluções, e quando relaxar e deixar o barco correr.

As regras do jogo

O fato de nascer na Terra significa que seguimos certas regras. Nossa realidade física, por exemplo, ocupa lugar num esquema de tempo em que o único momento que temos é o agora, com o ontem já tendo passado e não tendo chegado ainda o amanhã. Essas regras são como as regras de um jogo, algo arbitrário mas com uma coerência e uma lógica internas que fazem com que os dramas excitantes sejam possíveis.

No jogo de tênis, os jogadores podem rebater a bola depois que ela quica uma vez. Se todos concordassem, as regras poderiam ser mudadas para exigir que todas as bolas fossem rebatidas antes de quicarem. Mas, dadas as nossas limitações físicas, esse jogo exigiria muito dos jogadores. Do mesmo modo, dizem-nos que há dimensões da consciência em que o tempo não existe da forma como o conhecemos. Para nós que somos humanos, entretanto, essas dimensões seriam muito desafiadoras.

Temos leis — como a da gravidade — com as quais todos concordamos. Ultimamente, porém, até mesmo regras como as leis dos paranormais são crenças, e podem ser abaladas por pessoas habilidosas. Abalar essas leis ou crenças é extremamente difícil. E o mais importante é que, já que essas regras têm um propósito, é, em geral, sensato aceitá-las. Há a história segundo a qual Buda encontrou um iogue de grande reputação e perguntou a ele o que tinha realizado em suas décadas de meditação. O iogue respondeu que agora ele podia andar milagrosamente sobre o rio, atravessando-o. O Buda respondeu que, para atravessar o rio, havia um barco que custaria bem barato. O paranormal prático, como o Buda, se concentra em objetivos práticos.

Regras que mudam

É uma grande habilidade saber quais são as regras mais fáceis de seguir e quais são as mais fáceis de mudar.[1] As regras baseadas nas crenças sociais podem mudar e mudam quando os valores e as circunstâncias sociais mudam. Até alguns poucos anos, por exemplo, acreditava-se amplamente que todos os homens eram formados biológica e espiritualmente para conseguirem um modo de vida para sustentar as suas famílias; e que todas as mulheres eram biológica e espiritualmente constituídas para cuidar de suas famílias. Os membros de ambos os sexos despertaram para o descontentamento dessas limitações e, agora, muitos homens e mulheres se sentem autorizados a dividir as responsabilidades financeiras e os cuidados

1. Veja o próximo capítulo sobre estímulos para desenvolver essa habilidade.

com suas famílias. As crenças sociais e pessoais tiveram que se submeter a uma mudança para isso acontecer, e muitos de nós ainda estamos lutando com o que significa ser um homem ou uma mulher livre desses estereótipos.

As crenças pessoais podem ser as regras mais fáceis de se mudar com vantagens, mas não se a pessoa descuidar-se de fazer auto-análise na vida comum. Suponha, por exemplo, que o iogue que aprendeu a andar sobre as águas foi atraído para um caminho místico porque desejava fugir das dificuldades da vida. Em vez de fugir, ele poderia ter se envolvido numa experiência comum. Isso teria levado, inevitavelmente, a mudanças nas crenças pessoais, e ele teria entendido o significado e os valores da vida mais profundamente.

Talvez seja importante conhecer esse tipo de levitação, mas não para os propósitos práticos de atravessar rios. Pelo contrário, isso nos permite começar a entender um senso de vastidão — realmente ilimitado — da nossa liberdade. Entender nossos limites nos habilita a prevenir-nos de gastar energia em abordagens idiotas ou perigosas. Entender que somos ilimitados nos leva a não desistir prematuramente.

O físico prático

Vamos observar uma situação real da vida prática. Muitos de nós não estamos contentes com o nosso peso, em geral porque pesamos demais. A saída costumeira para a mudança é uma dieta e exercícios. Por outro lado, muitas pessoas que ouviram que podiam criar a sua própria realidade decidiram que vão criar uma em que possam se empanturrar continuamente e nunca terão um peso além do ideal. Ambas as abordagens têm falhas sérias. Já que as suas crenças criam a sua realidade, você tem o peso que tem como resultado das suas crenças.

Vejamos o caso de Ken, por exemplo, que era bem-sucedido no começo de seus esforços convencionais para perder peso, mas então desanimava. Depois de aumentar e diminuir de peso durante anos, juntou-se à classe de John e começou a aprender tudo sobre as crenças. Após uma introspecção prolongada, descobriu a crença fundamental e persistente de que seria um homem mais poderoso e mais autêntico se a sua cintura fosse larga. Muitas crenças de apoio, como aquelas de seus dias como jogador de futebol no colegial, sempre sabotavam suas tentativas de perder peso.

Depois de uma promoção no trabalho, quando percebeu que estava engordando para enfrentar as suas pesadas responsabilidades como novo gerente, Ken começou a trabalhar em suas crenças com seriedade. Foi uma alteração que demorou muito tempo, envolvendo muitos níveis de mudança, porque comer envolve todo um sistema de crenças. Mas Ken atribui muito do seu sucesso à capacidade de apontar com precisão as crenças que distorciam o conceito acerca do que "é suficiente". Estas incluíam a asserção: "Comida é a melhor recompensa." Quando estava indo bem, tinha que comer, quer estivesse com fome quer não. "É pecado deixar comida no prato" era outra. Ele superlotava seu estômago rotineiramente quando o seu corpo não estava mais faminto, aumentando, assim, seu estômago e o seu apetite. Manter-se alerta sobre essas crenças foi o ponto de mutação dos seus hábitos.

Note que Ken *NÃO* desenvolveu a crença de que, não importava a quantidade de comida que consumisse, ele continuaria magro. Algumas pessoas tentaram isso e falharam. Comer, no seu nível mais fundamental, significa que você é uma criatura do planeta Terra. Se a sua idéia de prazer é ser capaz de se empanturrar sem nenhuma sensação de harmonia com o seu corpo e com a Terra, você, provavelmente, nunca será magro nem feliz. O gozo e o prazer de comer são partes da experiência física. A vida é alimentada e sustentada essencialmente pelo Todo Existente. Comer é um "símbolo" exterior dessa relação profunda, mística e de sustentação. Quanto mais você conseguir ter o prazer de comer com equilíbrio e harmonia, mais "satisfeito" você se sentirá. Mas, se a sua idéia de gozo e prazer é se encher, você vai ficar empanturrado.

Nessa questão há dois lados. De um lado você tem mais liberdade para comer o que quiser sem as outras pessoas notarem. Se você tem vontade de comer mais doces um dia, então vá em frente. Esta é a liberdade que você tem, e a vida é feita para trabalhar com liberdade e graça. Por outro lado, se você acha que criar a sua realidade significa estar totalmente em desacordo com as necessidades do seu corpo, então, provavelmente, você vai ficar decepcionado.

A complexidade do jogo

Dois jogadores competentes vão empatar sempre o jogo-da-velha. Porém, nenhum, nem mesmo o melhor jogador de xadrez é absolutamente capaz de controlar o resultado de uma partida. As implicações estratégicas e psicológicas de muitas jogadas estão muito longe de serem entendidas completamente. Não é preciso dizer que a vida é mais rica e mais complexa que um jogo de xadrez e que as implicações das suas crenças são surpreendentes.

Vamos usar um exemplo que atormenta muitas mulheres na nossa cultura. Laurie sempre quis ter um relacionamento com um homem forte, fogoso e carinhoso. Porém, num modelo de autofrustração, ela tem sempre encontrado homens excessivamente agressivos e profundamente desagradáveis. "Não existe nenhum homem forte e gentil?" — ela queria saber.

Examinando suas crenças, Laurie reconheceu que os homens dominadores pareciam mais atraentes e excitantes e então começou a trabalhar para mudar essa crença. No entanto, mesmo assim, ela continuava a se interessar por homens cujos maus modos acabavam fazendo com que ela sofresse. Sua dificuldade era causada por crenças que não pareciam ser cabíveis, mas eram. Laurie acreditava, como muitas mulheres, que o mundo é um lugar muito frio e cruel. Além disso, estava certa de que os homens estavam mais bem equipados que ela para vencer neste mundo. Assim, a mensagem básica que Laurie ficava mandando para o seu eu profundo era: "Não me deixe indefesa contra um mundo cruel! Mande-me um miserável filho da mãe que possa manusear uma faca, se precisar!" Ironicamente, um homem com um caráter forte de hostilidade e agressão exibiria por fim essas características para com a própria Laurie. Todo relacionamento envolve conflito. Não se pode esperar que um homem que reage habitualmente a ameaças com violência trabalhe esses conflitos calmamente. O filho da mãe bom de faca atacaria inevitavelmente quando se sentisse ameaçado no conflito, mesmo com a gentil Laurie.

O mundo é um lugar rico e complexo onde os fatos que acontecem nem sempre nascem, evidentemente, das escolhas que fazemos. A história de Laurie é um bom exemplo da complicação do jogo da vida e de como criamos a nossa realidade de acordo com as nossas crenças. Fazemos as escolhas e essas escolhas determinam o resultado. Mas, do mesmo modo que leva tempo para os bebês aprenderem a focalizar os olhos e coordenar as mãos, leva tempo para aprendermos a coordenar e a entender as implicações das nossas escolhas e das nossas crenças.[2] E um dos usos práticos da compreensão da complexidade do jogo é livrar-se da culpa desnecessária quando você "falha".

Complexo de culpa

Uma das coisas mais difíceis com que lidar, uma vez que você aprende que você cria a sua realidade, é a culpa pelas "falhas". Um exemplo comovente ocorre quando os adeptos da Nova Era se defrontam com o diagnóstico de uma doença grave. Em geral, o doente e os amigos também questionarão por que o paciente ficou doente. "Se crio a minha própria realidade", o sofredor quer saber, "como pude falhar de um modo tão desagradável?" E como alguém pode se curar sob uma nuvem de autoculpa?

As implicações das escolhas que vão se desenvolver numa doença grave ou em qualquer problema que o perturbe são, em geral, difíceis de entender. Assim que você entende isso, pode começar a se livrar da falsa culpa. A culpa só é útil para desencadear mudanças. Quando você comete um erro, sua dor o levará a fazer mudanças naturalmente; mas agarrar-se à culpa não é proveitoso.

Entender que as crenças às quais nos agarramos estruturam a realidade que vivenciamos acelerará muito o processo de mudança,

2. Veja o Apêndice II, A respeito de crenças conscientes.

mas não o livrará dele. Nem mesmo os grandes recursos do paranormal prático podem garantir que tudo vá continuar de modo perfeito. Nessa sociedade, conhecer e entender alguma coisa implica que você será capaz de controlá-la. Mas não é assim que acontece no mundo paranormal. Não há nenhum nível ao qual alguém ascenda em que tudo funcione impecavelmente.

Seth usou a metáfora de uma criança colidindo desajeitadamente com obstáculos e chorando, sem entender que ela é a responsável; finalmente, a criança aprende uma coordenação suficiente para evitar que isso ocorra. Muitas vezes, da mesma forma, carecemos de habilidade para coordenar e entender as implicações completas de nossos atos. Você não espera que um bebê sinta culpa por colidir com obstáculos. Não faz mais sentido abandonar-se a recriminações e culpas inúteis quando você falha em entender como criar a realidade que você quer. Aprender como coordenar e apreciar as implicações de nossas crenças é parte do motivo pelo qual você é humano.

Isso leva ao segundo ponto sobre como lidar com a culpa. Falhas, até as falhas mais dolorosas, não significam que você esteja retrocedendo. Por vezes você criará com habilidade os impedimentos para aprender lições de profundo significado. Por exemplo, como você aprenderia a ter verdadeira paciência se não tivesse que esperar "muito" por algo muito importante?

Além disso, sua experiência não pode ser comparada à de mais ninguém. À medida que você se torna mais profundo e mais perceptivo, os conflitos da crença que antes não eram suficientemente importantes para causar um problema podem começar a sê-lo. É claro que, à medida que você se torna mais profundo e perceptivo, as verdades e habilidades que você tem desenvolvido lhe dão recursos e o conduzem a maiores prazeres. Embora nos tenhamos concentrado no negativo, o sentido global do jogo é muito positivo.

O sentido do jogo

Já que você vive num mundo material, pode lutar com sucesso e criar experiências físicas. O sentido e o valor da vida são carregados dentro da sua experiência de eventos físicos. No entanto, o importante não é o evento físico em si. A título de exemplo, o dinheiro tem valor pelas coisas que pode comprar, pela autogratificação que traz, pela liberdade que dá ou pelo bem que pode fazer. Mas o dinheiro não tem valor em si mesmo, a não ser que você seja um colecionador de moedas.

Os eventos físicos são recipientes de significado, como uma fôrma de bolo envolve a massa. Você pode pôr sua massa dentro de uma fôrma quadrada ou redonda, ou em diversas fôrmas. As fôrmas diferentes vão afetar a aparência do bolo, mas não afetarão o sabor. Porém, uma determinada fôrma é requisitada para assar a sua massa; você não pode apenas despejar a massa no forno. Do mesmo modo, desde que somos humanos, exigimos eventos humanos para conter o nosso significado e os nossos valores numa estrutura que possamos entender e apreender.

O eu profundo usa os eventos físicos com flexibilidade e em cooperação com outra vida no planeta. Somos todos inquilinos da nossa realidade. Você pode achar que só consegue adquirir a experiência que quer num evento físico específico, mas, de modo sutil, o eu profundo pode misturar e juntar eventos para uma experiência global. Como exemplo, usaremos o que é, talvez, a mais comum e desafiadora das experiências compartilhadas: o casamento.

Um dos alunos de John, Al, perguntou: "E se eu acreditar na prosperidade e minha esposa não?" Você poderia trocar a palavra "prosperidade" por muitas outras sobre as quais os casais divergem. A questão principal é a mesma: "Como posso preencher meus valores no meu relacionamento quando minha companheira não compartilha deles?"

Essas questões lembram algumas condições básicas de relacionamento. Primeiro de tudo, você não pode controlar os valores e o comportamento de outra pessoa. Pelo mesmo motivo, ninguém pode controlar você. Além disso, muito depende da sua abertura e flexibilidade às possibilidades de realização, que podem divergir do que você imaginava. É importante entender que o que vale fundamentalmente é o que de fato é realizado; a experiência física particular para a realização, como as fôrmas de bolo, pode ter diferentes formas.

As possibilidades para Al, que acredita em prosperidade, e sua esposa Nora, que não acredita, são várias. A probabilidade de qualquer evento particular dependeria das outras crenças do casal. Pode ser que Al consiga o que considera prosperidade, conquanto Nora não compartilhe do seu contentamento material. Isto é, cada um pode ter uma percepção subjetiva da sua rede de valores. Ou as suas experiências objetivas podem divergir de fato. Os objetivos profissionais dele podem voar alto, enquanto os dela nunca sairão do chão.

Como em qualquer situação, Al poderia trabalhar em suas próprias crenças. Poderia começar buscando novas abordagens e novas áreas de satisfação mútua. Ou usaria a técnica do espelho para perguntar a si mesmo: "Bem, Nora acredita em escassez de dinheiro. Qual é o meu conceito de escassez?" Qualquer coisa que ele faça para trabalhar em suas próprias crenças e atitudes pode ter um efeito direto no problema. Na teoria holística, uma mudança em qualquer parte do sistema afeta o resto do sistema. Por isso, uma mudança em Al influenciará o sistema conjugal, e pode até aumentar a probabilidade de Nora fazer uma mudança favorável.

Em situação mais extrema, se Al sentisse que deveria compartilhar incondicionalmente a prosperidade com uma esposa, e Nora não pudesse se adaptar a ele, os dois deveriam romper o casamento e procurar parceiros mais satisfatórios. Usando as crenças, você tem um instrumento extraordinariamente poderoso para influenciar os outros do modo que você quiser; mas, se eles não forem na direção que você quer, seus esforços não são desperdiçados. Se você retém a sua flexibilidade, o seu eu profundo vai inventar algo bom para você em algum outro lugar.

A espontaneidade no jogo

Seth falava constantemente sobre o valor da espontaneidade e do modo de jogar. Mas a espontaneidade pode ser assustadora. Como Theos, um professor canalizado pela nossa amiga Dianne Kelleher, afirmou tão apropriadamente: "Todo mundo quer ser espontâneo; só não quer surpresas." Toda a nossa cultura científica ocidental está baseada na premissa de que as leis absolutas regem os acontecimentos, que o universo corre como um relógio, passo a passo, de modo totalmente previsível. Felizmente, este não é bem o caso. De certo modo, o próprio universo contém surpresas que estão além da nossa compreensão. Seth afirma que, sem o desequilíbrio criativo embutido em toda a realidade, a vida e seu significado seriam impossíveis. Não há nenhum nível de consciência no qual a surpresa se interrompa. Ela existe até para o Todo Existente.

Há aspectos de cada evento que atuam como um tipo de feijão-saltador mexicano, capaz de saltar dentro e fora de si em qualquer direção, que não pode ser controlada ou prevista. Há sempre um equilíbrio dinâmico entre a previsibilidade e a imprevisibilidade, portanto você não é deixado indefeso num mundo sem sentido; porém, controlar a sua realidade requereria absoluta previsibilidade.

O poder prático das crenças não está em controlar a sua realidade, mas em integrar o seu potencial infinito com seus limites práticos. Você PODE criar a sua realidade com mais sucesso e com mais alegria, e há infinitamente mais recursos acessíveis a você do que a nossa cultura normalmente reconhece ou utiliza. Este é o assunto deste livro. Às vezes, porém, você será seriamente desafiado. Nessas circunstâncias, não adianta reclamar do destino ou de seus defeitos. Nas palavras do poeta: "Todo mundo deve se endurecer."[3] Além disso, os recursos estão sempre à mão para realizar seus propósitos. "A vida é uma promessa que foi feita para ser cumprida."[4]

---

3. Bob Dylan, "Rainy Day Woman Nº 12 & 35" (Dwarf Music, 1966). Um leitor jovem estava incerto sobre essa alusão. Queremos dizer, como Dylan, que todos passam por experiências falhas, por dor e/ou rejeição.

4. Também "Theos", canalizado por Dianne Kelleher, em comunicação pessoal com os autores.

É uma questão prática, você não pode ser um jóquei vitorioso e um lutador campeão de sumô, mas a sua vida pode ser rica e cheia de significado quando você tenta ser um ou outro — ou um simples cidadão. Se você entende a sua liberdade e as suas limitações práticas, pode desenvolver estratégias para determinar quando se esforçar para mudar as verdadeiras regras do jogo e quando deixar o barco correr. Como saber o que se deve fazer numa situação especial? A resposta está no próximo capítulo, que discute os impulsos e como fazer uso deles.

9 Impulsos: surge o caminho para que você se firme

Impulsos, aqueles desejos espontâneos de sair para um passeio a pé ou tomar um caminho diferente para casa, são os mais simples e prazerosos instrumentos do paranormal prático. Um impulso é um meteoro psíquico, uma explosão de luz em que o seu eu profundo encontra o eu consciente. Quando você aprender a seguir seus impulsos, descobrirá o seu poder, a sua criatividade e a sua alegria mais autêntica — o que Seth chamava de "graça natural".

Porém, os impulsos podem parecer assustadores porque funcionam numa lógica diferente e têm objetivos diferentes daqueles que você geralmente pensa que são importantes. Apesar disso, vale a pena enfrentar o medo, porque, ao seguir seus impulsos, você será levado a um modo completamente diferente e mais abrangente de pensar e de usar o seu intelecto.

Convenções da realidade
A civilização ocidental em três parágrafos

Desde o século XVI, temos usado o intelecto de modos cada vez mais limitados e estruturados — modos de grande poder, mas de nenhum coração. Começando com Galileu, Descartes e Francis Bacon, modelos oficiais de pensamento foram baseados em provas físicas. A função oficial do intelecto no Ocidente tornou-se dividir e conquistar para retalhar e controlar. Essa aplicação limitada do intelecto na verdade teve o seu início muito antes.[1]

Um fundamento do pensamento ocidental é o Princípio do Meio Excluído, de Aristóteles, que primeiro afirmou que uma coisa era verdadeira ou falsa. Desde então, os procedimentos de um interrogatório para obter e validar o conhecimento têm sido fundamentados nas regras de lógica, que insistem que uma coisa deve ser certa ou errada. A Revolução Científica simplesmente aplicou esse critério de verdadeiro ou falso a cada pequena porção da realidade. Dividir a natureza para estudá-la, e então imaginar como controlá-la, tornou-se a base do progresso ocidental.

A investigação científica ocidental procura excluir valores e emoções. A exclusão do valor e da emoção permite o estudo imparcial dos fenômenos como coisas discretas, sem vida, separadas do seu contexto holístico. Mas, no mundo prático, há mais do que o que pode ser dividido, estudado e produzido. Há valores e emoções que são tão verdadeiros quanto falsos, valores e emoções que mudam constantemente, sem seguir leis evidentes. Você pode dedicar um momento para encontrar vários exemplos na sua própria vida. Por exemplo, perguntas como "Você gosta do seu trabalho?" ou "Seu casamento é satisfatório?" provocarão sempre uma resposta do tipo sim-E-não.

Incluindo o meio

Os impulsos integram espontaneamente valores e emoções com o pensamento intelectual. É isto que pode parecer assustador nos impulsos: eles não são deveres conduzidos ou dominados com su-

---

1. Não estamos afirmando que os gregos ou os filósofos dos séculos XVI e XVII eram maus, estúpidos, ou estavam errados; apenas que essas abordagens não funcionam para o paranormal prático. Estamos necessariamente simplificando as questões. Para um entendimento mais completo, veja os livros sobre ciência e novas maneiras de pensar apresentados na seção de Leitura Recomendada, no final deste livro.

cesso. Trabalham para o prazer e para a criatividade.[2] Os impulsos têm direção automática própria voltada para um maior sucesso global, pois sem alguma medida de sucesso você não pode ser criativo e experimentar o prazer. Mas os sucessos são secundários. Seu amor (e engajamento) com a vida vem em primeiro lugar. Os impulsos às vezes podem levá-lo para longe do que você pensava ser o seu objetivo. Mas lhe apresentam um caminho natural, o caminho que surge para que você se firme.

"O coração tem razões que a própria razão desconhece", disse Pascal, matemático do século XVII. Essa sua percepção eloqüente foi importante para contrabalançar a excessiva dependência do racionalismo e da lógica. Pela mesma razão, as razões dos nossos impulsos não podem ser seguidas pela simples "razão" ou pelo intelecto.

A natureza dos impulsos

Os impulsos podem ser descritos como incentivos ao prazer, às razões do coração. Esse prazer vem da interseção da sua realidade privada, o que você pensa da sua personalidade, com o eu profundo. Você pode ou não estremecer de prazer, mas você sentirá algo, de um leve desejo até um grande impulso de agir. Em geral, os impulsos vêm em pequenas doses, simplesmente como idéias prazerosas que acontecem com você. Vêm com o sentimento de que você quer fazer algo que é adequado e certo.

Os impulsos podem parecer-lhe espontâneos e arbitrários, mas você precisa entender que você tem constantemente processado, esgotado e escolhido as possibilidades, porém de maneiras que você não reconhece. No sono, por exemplo, os seus sonhos estão trabalhando mais através de enredos, de ações possíveis e de resultados.

2. Às vezes um impulso terá aspectos muito desagradáveis; por exemplo, quando o impulso está dizendo a você para evitar tomar o avião para o qual já comprou passagem. Mas o impulso está lhe dizendo onde reside o seu prazer: em não tomar o avião.

São rápidos e imediatos — não precisam esperar pelo difícil mundo material para conformar-se lentamente às escolhas que você está fazendo. Dormindo, você é um supercomputador, tabulando probabilidades exponenciais.

Como dissemos, um impulso é um meteoro psíquico, chamando momentaneamente a sua atenção com o seu brilho. Ele traz a consciência da ação adequada da miríade de ações possíveis.

O impulso prático

O filósofo moderno Morris Berman, no seu livro *The Reenchantment of the World*,[3] argumenta eloqüentemente sobre uma visão de mundo aberta à sua natureza mística e encantada. Para evitar a credulidade tola, ele propôs o desenvolvimento de regras sonoras do coração, que rotulou como "algoritmos cardíacos". Deveriam complementar as regras da cabeça. Você não abandona os instrumentos intelectuais de Aristóteles de 2.300 anos atrás, mas usa-os juntamente com o coração.

Assim, não estamos sugerindo que você aja irracionalmente ou destrutivamente. Você poderia perguntar: "E se eu sentisse o impulso de atirar no meu patrão? Seguir os meus impulsos significa que eu deveria atirar nele?" É claro que não. Pelo fato de os impulsos não serem governados por regras verdadeiras ou falsas, você não tem que segui-los ao pé da letra. Mas o impulso poderia significar que você deveria planejar mudar de emprego ou conversar com o seu patrão, ou considerar várias outras alternativas.

O tamanho dos seus impulsos será o de desejos pequenos e espontâneos que você pode simplesmente notar e seguir sem adaptação. É uma boa idéia ter ou adquirir o hábito de segui-los para ganhar experiência com a natureza dos impulsos. Então, quando um impulso que possa envolver risco ocorrer, você terá um banco de

---

3. Morris Berman, *The Reenchantment of the World*, Nova York, Bantam Books, 1984.

experiências para consultar. A idéia é não prescindir do pensamento. Você quer avaliar os seus impulsos, mas também quer integrar esse pensamento com o seu coração.

Como explorar os impulsos

Quando um desejo "o atacar", acolha-o e analise-o. Há emoção por trás disso? Reconheça essa emoção e entenda que ela é sua. Por exemplo, suponha que você sinta o impulso de atirar algo no seu companheiro(a). Obviamente, esse é outro impulso que você não deve levar à ação, mas não o ignore. Investigue o impulso. Qual é o sentimento que está por trás dele? Irritação? Ódio? Medo? Siga essa emoção e encontre a sua origem e significado. Você descobrirá mais a respeito de si mesmo.

Quando, com o impulso, há relativamente pouco em jogo, vá em frente e transforme-o em ação. Por exemplo, se você está dirigindo por algum lugar sem pressa e tem o impulso de pegar um caminho diferente, experimente. Perceba o resultado de seguir o seu impulso. Não aconteceu nada como resultado? Talvez você tenha se perdido ou descoberto uma paisagem bonita. Havia significado pessoal no resultado? O que poderia tirá-lo do caminho, ou provocar uma mudança surpreendente, tem que ver com a sua vida em geral?

Mesmo quando um impulso parece surgir do nada, seus pensamentos e sentimentos são parte da sua experiência. Os impulsos carregam uma carga emocional. Pratique essa sensação quando perceber um impulso.

Às vezes, isso se torna engraçado. Você se programa para prestar atenção aos impulsos do mesmo modo que pode sugerir a si mesmo que se lembrará dos sonhos. Então, quando sentir um impulso, preste atenção. Siga as duas regras de

1) explorar seu impulso, emocional e intelectualmente;

2) seguir seu impulso, se for possível. Aproveite sua experiência e reforce-a, sugerindo a você mesmo que ela tornará a acontecer.

Mais diretrizes e práticas

Seja gentil consigo mesmo e com os seus impulsos. Não os ignore e preocupe-se com eles como um cachorrinho que não larga um pedaço de pau, ou se censure quando pensar que está deixando algum impulso fugir. Se você está inseguro sobre o que é um impulso "verdadeiro", tudo bem. Experimente algo que poderia ser um impulso. Siga alguns, opte por não seguir outros, mas revise sempre os resultados. Desse modo, você vai construir um banco de experiências e tornar-se mais apto a reconhecer os "verdadeiros" impulsos.

Lembre-se de que a vida não é uma questão de esperteza. O objetivo aqui é simplesmente prestar atenção aos seus impulsos. Às vezes, esse "prestar atenção" o deixará informado sobre a sua natureza e utilidade. Você terá experiência suficiente com que contar.

Há, é claro, muitos outros meios de descobrir o seu eu mais amplo. Pode ser que você registre os seus sonhos e descubra neles traços curiosos e espantosos da consciência. Pode ser que você se torne mais sensível, mais paranormal, mais expandido através da meditação. Mas os impulsos são a demonstração mais imediata e acessível da sua interseção com o eu profundo.

Práticas de impulsos

Você poderia ver um meteoro de repente, por acaso, mas mais provavelmente verá um se armar uma espreguiçadeira e passar algum tempo contemplando o céu à noite. Assim, este capítulo termina com sugestões para que você se torne consciente dos seus impulsos quando acontecerem — para armar figurativamente a sua espreguiçadeira:

1) Tenha um "Dia do Impulso". Por um dia, preste atenção a cada impulso e siga-os o quanto puder.

2) Pegue um tipo de impulso que você sente que é seguro e siga-o. Por exemplo, decida que, a qualquer hora que você sentir o impulso de telefonar para um amigo, você o fará. Esta é uma boa abordagem para quem acha os impulsos algo assustador.

3) Pegue o seu impulso mais assustador da semana e faça um apanhado geral das muitas formas diferentes de que você dispõe para agir no impulso ou parte dele com segurança. Tenha os seus amigos por perto, se preferir.

4) Opte por não seguir um impulso e, então, veja o que acontece. Observe se aparecem algumas conexões entre eventos posteriores, prazeres ou desprazeres, e o seu impulso.

5) Siga um impulso que pareça não fazer sentido, mas que não comporte um risco significativo. Siga-o ao pé da letra. Por exemplo, suponha que você sinta o impulso de comprar numa loja onde você nunca esteve porque os preços eram muito extravagantes. Tente! Você pode achar um item em oferta, cujo preço baixou; ou que alguma coisa muito preciosa se ajusta ao seu orçamento; ou que o funcionário o coloca em contato com uma sensação de prosperidade; ou que você realmente não se preocupa com essas extravagâncias.

Você verá como se tornará mais hábil em reconhecer e interpretar os impulsos que você pode seguir e, assim, divertir-se-á cada vez mais com isso.

10 Máximas para o paranormal prático

Há muitos pontos de conhecimento para o paranormal prático que podem ser explicados de forma simples. Coletamos muitos deles neste capítulo com títulos fáceis de lembrar. Essas máximas têm uma seqüência lógica e algumas pessoas gostam de lê-las de cima a baixo como um cardápio completo. Outros preferem lê-las por partes. Nós o convidamos a fazê-lo do modo como preferir.

1. *Buda poderia vencer em Wimbledon?*

À medida que você se especializa como paranormal prático, entende a importância e os limites das habilidades psíquicas e da iluminação espiritual. Mesmo a iluminação transcendental não se traduz automaticamente em habilidades específicas. Se você está procurando um advogado, não vá a um paranormal, vá a um advogado. Da mesma forma, não espere que, só pelo fato de você se tornar um paranormal ou um iluminado, você se torne capaz de programar um computador ou de fazer um suflê sem nenhum treinamento.

2. *Até mesmo Leonardo da Vinci teve de aprender a misturar as tintas.*

Ninguém, nem mesmo um gênio, começa como especialista. Mesmo que Leonardo da Vinci demonstrasse um talento extraordinário desde pequeno, ainda teve que aprender as operações fundamentais da sua profissão. Do mesmo modo, nem o mais brilhante estudante de leis começa como um bom advogado.

Levará tempo para você se tornar apto a cada nova tarefa, a cada nova habilidade e a cada nova crença, mas você pode começar a conseguir pequenos benefícios imediatamente. Use esses benefícios para acreditar em si mesmo pelos seus esforços e lembrar-se do seu progresso. Lembre-se de que a habilidade requer experiência e que a experiência toma tempo.

3. *Você não pode fazer melhor do que consegue.*

Os estudantes geralmente esbarram num obstáculo em algum lugar ao longo do caminho e acham que estão fadados ao fracasso. De fato, todos os paranormais práticos estão se arriscando por domínios particulares e, por vezes, bastante desconhecidos; é natural, às vezes, pensar que não se está fazendo a coisa certa. O importante é confiar no processo. É absolutamente verdade que nem mesmo dois de nós são iguais, mas que seremos paranormais práticos do mesmo modo. É importante avaliar que a sua experiência é única na duração e nas suas qualidades; aceite o fato de que você prosseguirá do modo mais tranqüilo e próspero que puder.

4. *Você não pode enganar a si mesmo.*

Usar artimanhas é um modo de contornar um problema, mas você não pode enganar a si mesmo. Não pode evitar as suas próprias limitações. Você pode se desenvolver através delas. Na vida real, as pessoas em geral tentam sair de si mesmas para não cometer erros. Angustiadas quanto a decisões, recorrem ainda a um outro paranormal ou ao tarô. O fato é que, pela mesma razão que você não pode fazer melhor do que consegue, não pode enganar a si próprio. Reconheça e aproveite a sua consciência pessoal com suas limitações — e não espere uma técnica psíquica ou uma figura autoritária para protegê-lo de você mesmo.

A primeira vez que encontrou Seth, John era um estudante dividido entre ser advogado ou psicólogo. Ele apresentou a questão para Seth, imaginando que esse ser sábio lhe daria certamente um conselho especial. E foi isso o que Seth fez, de certo modo. Disse a John: "Se você me conhecesse melhor, não me faria essa pergunta."

Mesmo que você tente transferir a sua autoridade para outra pessoa, de modo a não cometer erros, no fim o problema ainda é seu. Você tem de decidir quem tem uma intuição verdadeira; tem de interpretar o que os outros dizem e avaliar se estão fazendo um bom trabalho. Finalmente, alguém tolo o suficiente para querer tomar conta da sua vida não fará, provavelmente, um bom trabalho. Em outras palavras, por mais que você tente, não pode deixar de exercer a sua própria autoridade.

Há também algo mais profundo e sutil. A razão pela qual as pessoas querem superar as próprias capacidades é que assim elas não vão sentir quem realmente são. Em vez disso, esperam por alguma realidade idealizada. Mas não há "superior nem melhor" quando se trata do eu. É por isso que é impossível enganar a si próprio — você está fadado a experimentar a si próprio. Por essa razão, não se censure pelos seus erros. Eles são um reflexo exato de quem você era naquele instante.

5. *Lute para não lutar mais.*[1]

Esta máxima tende a ser irônica. Você quer aprender como confiar no crescimento que vem espontaneamente — como relaxar e deixar o barco correr — mas muitas pessoas descobrem que aprender a relaxar e deixar o barco correr é um trabalho difícil. Há, porém, uma parte de você que sabe o que está fazendo. Você pode aprender a confiar nessa sua parte e não se esforçar mais. Como Jane Roberts escreveu num de seus poemas: "Antes que eu soubesse o que era a respiração, meus pulmões eram especialistas em respirar."[2]

6. *Uma flor sabe como se desenvolver.*

Seth sempre nos lembrava que uma flor sabe como se desenvolver, e essa máxima abrange as cinco anteriores, com diversas implicações importantes. Assim como a flor sabe como se desenvolver, cada ser humano também sabe. Desse modo, não é apro-

---

1. Essa máxima foi cunhada por Will Ives, querido amigo de John e membro da classe de Seth.

2. Jane Roberts, *If We Live Again: or, Public Magic and Private Love*, Nova York, Prentice Hall, 1982, p. 168.

priado que uma pessoa diga à outra como deve se desenvolver. E, assim como a flor não tem que trabalhar no seu desenvolvimento porque desenvolver-se faz parte da sua natureza, as pessoas não devem trabalhar para se desenvolverem. Além disso, você não pode fazer uma flor crescer mais rápido puxando as suas pétalas. Da mesma forma, não pode acelerar forçosamente o seu próprio desenvolvimento. A velocidade em que você está se desenvolvendo é a suficiente.

7. *Se três pessoas o chamarem de burro, arranje uma sela.*

Ouça atentamente a resposta que as outras pessoas lhe dão. Então, pese o que ouvir. Considere melhor as observações daqueles que lhe são mais próximos. O importante não é que você acredite em tudo o que eles dizem, mas que eles estão lhe dando informações valiosas. O ponto de vista das outras pessoas tem valor. E se há um consenso sobre algo que parece afetá-lo — se três pessoas dizem que você é um burro — entenda que elas estão usando a melhor descrição de algo que é importante para elas. Você pode não concordar com os termos que usam ou com a sua interpretação da situação, mas pode usar a técnica do espelho, descrita no Capítulo 6, para saber que informação essas pessoas têm para você.

Um outro modo de descrever isso é a "audição agressiva". Isso significa que você admite a integridade das percepções, observações e respostas dos outros. Isso será inédito para eles e pode não ter muita importância para você. Porém, "ouvir agressivamente" significa que você se esforça para atingir a compreensão deles, e, então, decide como isso pode ser útil para você.

Algumas informações não vêm de outras pessoas. Se dois instrumentos se quebram, ou se lhe acontecem diversos pequenos acidentes, considere a coincidência como um sinal ou como uma pista. Olhe para o significado dos acontecimentos. Em alguns casos, pode haver um relacionamento de causa e efeito. Por exemplo, suponha que os breques de seu carro vivam se queimando porque você os usa demais quando dirige. Definitivamente, é esse seu hábito que está causando o problema. Mas a questão mais profunda é: por que você queima os breques? O que isso pode revelar a seu respeito? Considere novamente o significado.

Você pode ser capaz de discerni-lo, mesmo quando não há nenhuma relação causal. O termo "sincronicidade" foi cunhado por Carl Jung para descrever aquelas conexões de tempo e significado que parecem não ter nenhuma causa e afetam a relação.[3] Qualquer sincronicidade, abordada com uma mente aberta, pode fornecer uma grande quantidade de informações.

8. *Evite lições maliciosas.*

Os sulistas usam uma frase simples para descrever o tipo de elogio que mata. Um "elogio malicioso" é, na verdade, um insulto, como: "Querida, esse vestido está ótimo — disfarça o seu peso muito bem." As pessoas que trilham um caminho espiritual podem cair numa armadilha que John chama de "lições maliciosas". Isso ocorre quando alguém decide que errou porque era muito espiritualizado para a situação. Às vezes você vai ouvir alguém dizer "Oh, eu estava altamente envolvido com esse parceiro" ou "Eu não era suficientemente ambicioso para ter aquele emprego". Enquanto essas observações puderem conter alguma verdade, esse tipo de autojustificação pode impedi-lo de aprender. Está certo usar sua experiência para ajudá-lo a discernir o que deve evitar. No entanto, "evitar" é uma lição negativa, que não requer nenhuma mudança de caráter da sua parte. É um bom exercício admitir que qualquer situação desagradável esconde ao menos uma pista de como você pode melhorar o seu caráter.

Há aqui, como em qualquer outro caso em relação ao paranormal prático, uma ponderação a ser feita. É adequado ser claro no seu julgamento sobre situações a serem evitadas, tais como parceiros inadequados. Conseqüentemente, não estamos sugerindo que você se exceda na autocrítica; estamos apenas aconselhando que busque uma possível melhora de si mesmo.

---

3. C. G. Jung cunhou o termo *sincronicidade* e explorou as ramificações de coincidência significativa em *Synchronicity: An Acausal Connecting Principle*, Princeton, NJ, Princeton University Press, 1973.

9. *Você precisa mais do que de amor.*

Nos anos 60, os Beatles cantaram "Amor é tudo o que você precisa", mas isso não basta para o paranormal prático. É verdade que abordar o mundo com amor pode proporcionar uma perspectiva muito ampla, e essa perspectiva pode levá-lo muito longe. No entanto, a realidade é tão vasta que não pode estar completamente comprometida com nenhuma perspectiva. Todo evento de grande alcance na sua vida irá exigir várias perspectivas diferentes.

Com o passar do tempo, a vida lhe fornece automaticamente diferentes perspectivas. A noite vira dia, o inverno vira verão e a juventude vira maturidade. Trabalhar com o propósito de cultivar diversas perspectivas sobre grandes problemas é uma estratégia necessária para o paranormal prático. Um dos caminhos para fazer isso é trabalhando com os outros. Quer esse trabalho esteja no contexto de uma classe metafísica, um grupo de sonhos ou de reuniões de cura, os membros do grupo lucrarão ao compartilhar experiências e pontos de vista. Juntar-se aos outros irá ajudá-lo a ter confiança no seu próprio progresso e habituar-se a apreciar a diversidade e a amplitude do desenvolvimento psíquico. Você também será acalentado pelo calor e pelo apoio da amizade.

10. *Olhe para onde você quer ir.*

Quando ensinava seu filho a andar de bicicleta, um casal levou-o a um parque, onde o chão era macio para as inevitáveis quedas. Porém, havia algumas árvores na área e os pais preveniram a criança para tomar o cuidado de evitá-las. Por várias e várias vezes, assim que o garoto montava na bicicleta e começava a pedalar, ele ia de encontro a uma árvore. Seus pais haviam focalizado a atenção dele para os obstáculos perigosos. Então, tiveram de ensinar ao filho como dirigir para onde ele queria ir, e esquecer-se dos lugares por onde não queria passar.

Apelar para o princípio "olhe para onde quer ir", em geral parece simples. Por exemplo, é uma "lei" famosa que as afirmações, em forma de autoprogramação verbal, devem ser expressas positivamente. Em vez de repetir "Quero escapar da pobreza", aconselha-se dizer "Eu vivo na abundância". Porém, no início, pode ser difícil evitar a concentração no negativo quando as emoções são intensas. No entanto, pelo uso repetido de fantasias práticas sobre o seu objetivo e com a ajuda de seu eu profundo, você vai verificar que a sua atenção se volta gradualmente para onde você quer ir.

11. *Deixe que a felicidade o surpreenda.*

Às vezes, quando estamos nos esforçando para realizar ou conseguir alguma coisa, ficamos tão concentrados no objetivo que acabamos por ignorar alternativas inesperadas e melhores. Concentrar-se claramente no seu objetivo enquanto permanece aberto a melhoras imprevistas requer o desenvolvimento do equilíbrio dinâmico que é o instrumento central para a sua transformação num paranormal prático. O desenvolvimento de objetivos específicos ajuda a consolidar os seus desejos em realidades físicas. Mas, ao mesmo tempo, você tem de manter a flexibilidade de modo que essa felicidade possa surpreendê-lo.

12. *Não há maior e melhor.*

É lugar comum no conselho espiritual pedir pelo que é "maior e melhor". Esta afirmação pode ser útil para a manutenção da flexibilidade em seus projetos. Porém, isso também pode impedi-lo de manifestar qualquer coisa, pois não há nada que não possa ser melhorado. Ao contrário, peça apenas que algo "legal" aconteça. Isto já é suficientemente bom.

13. *O cotovelo só se curva de um jeito.*

Esta máxima é um ditado zen, apropriado ao paranormal prático. Ele mostra que alguma estrutura é necessária para funcionar na realidade física. Alguém poderia pensar que um cotovelo que se dobrasse em todas as direções daria mais liberdade, e daria mesmo. Mas essa maior liberdade seria compensada com a perda da eficiência do dobramento do cotovelo. O que é verdade para o cotovelo é verdade para todo o sistema físico. Você tem que ter alguma estrutura, alguma estrutura de crença para funcionar com eficácia na realidade física.

14. *Pode ser que você salve a sua própria vida.*

Um dos mitos mais profundamente arraigados da cultura americana é o do homem que se faz por si mesmo. Esse mito exagera o poder do herói auto-suficiente. Todo mundo que precisa de ajuda, muitos dos paranormais práticos, obtém-na do eu profundo, de guias e de outros paranormais. A idéia de que você pode se sair bem sem nenhuma ajuda nega o fato espiritual de que somos ligados e interligados uns com os outros. É natural procurar e oferecer ajuda. Também é possível seguir por caminhos totalmente diferentes. Muito da antiga literatura espiritual persuade os estudantes a negarem os desejos pessoais e a procurarem apenas servir. Isso também distorce a natureza da realidade. Você não pode servir autenticamente o outro negando os seus próprios desejos. Além do mais, já que ajudar é um impulso humano natural, o serviço não é antagônico aos seus desejos. O dr. Bernie Siegel lembra aos seus leitores que o serviço é um privilégio, não uma obrigação.

Finalmente, um entendimento profundo da reencarnação e da consciência gestáltica nos leva a perceber que o nosso próprio crescimento está ligado ao progresso dos outros. Num sentido bem real, o estranho que você ajuda pode ser uma parte de você mesmo, de modo que, literalmente, você pode estar salvando a sua própria vida.

Os budistas oram por compaixão porque o entendimento da compaixão enriquece grandemente as suas vidas. O Dalai Lama, numa afirmação enganosamente simples, na qual cada palavra é profundamente significativa, diz: "A partir da minha experiência falo aos meus amigos, onde quer que eu vá, sobre a importância do amor e da compaixão. No fundo, devemos ter verdadeira afeição para com os outros, uma percepção ou reconhecimento claro da nossa condição humana compartilhada."[4]

---

4. De *Kindness, Clarity and Insight,* Tenzin Gyatso, o XIV Dalai Lama (Bstan-'Dzin-Rgya-Mtsho), traduzido e organizado por Jeffrey Hopkins e co-organizado por Elizabeth Napper, Ithaca, NY, Snow Lion, 1984. p. 60.

15. *Se um homem tem um cajado, dê-lhe um.*

No colegial, um amigo de John contou a ele sobre pessoas zen misteriosas, que passavam o tempo refletindo sobre ditados chamados *koans*. Por exemplo: "Se um homem tem um cajado, dê-lhe um; se não tem, tome-o." Nem John, nem o seu amigo podiam imaginar o que isso significava. Mas, anos depois, John leu as palavras: "Você não pode perder o que é seu." E, de repente, soube o significado do *koan*. Você não pode perder o que é realmente seu. Você não pode receber atributos que não lhe pertencem. Por isso, a pessoa sábia "dá" a si mesma e aos outros o que eles realmente possuem e elimina a ilusão.

16. *"Eu faria qualquer coisa — exceto mudar."*

Quando alguém anuncia: "Eu faria qualquer coisa para conseguir X, Y ou Z", John emenda: "Qualquer coisa, exceto mudar." Se você não tem o que quer, é porque as suas crenças não são suficientemente abertas. Para você conseguir o que quer, terá de mudar.

As pessoas se voltam freqüentemente para técnicas psíquicas como se elas fossem algum processo mecânico que fizesse acontecer o que você deseja. Essa confusão é encontrada em geral em técnicas que utilizam a "energia" paranormal, como as descritas no Capítulo 12. Embora as técnicas pareçam concentrar-se em diferentes tipos de energia paranormal de um modo mecânico, num nível mais profundo a técnica é realmente um modo sofisticado de ajudá-lo a analisar as crenças de diversas perspectivas úteis. O paranormal prático deve ter o cuidado de entender que as técnicas psíquicas só funcionam para ajudá-lo a mudar a si mesmo.

17. *Você* não *pode desamarrar um nó puxando-o.*

Outro modo pelo qual as pessoas negligenciam a necessidade de uma verdadeira mudança e transformação é tentar usar de mera intensidade para dominar as crenças conflitantes. Isto é, em geral uma saída ineficaz. Raramente o problema é falta de intensidade. A dificuldade comum de obter o que você quer é o conflito de crenças importantes. Usar a intensidade para lograr as crenças conflitantes é como tentar colocar um pino quadrado num buraco redondo. Empurrá-lo com força não ajuda. Você terá de usar um pino diferente ou mudar a forma do buraco. Seus impedimentos fazem parte de você. Quando os seus cabelos estão embaraçados, você não passa simplesmente o pente por eles, você os desembaraça cuidadosamente. Quando você se enrodilhar todo, aprenda como se desvencilhar com delicadeza.

18. *A terrível promessa — você vai se sair bem!*

"Você vai se sair bem" soa como a coisa mais agradável que você poderia ouvir. Mas, às vezes, você quer apenas desistir e ponto final. Então, ouvir que você vai se sair bem torna-se uma promessa terrível. Por exemplo, considere o alcoólatra: manter a sobriedade é algo que todo alcoólatra finalmente vai aprender, nesta vida, na próxima ou daqui a doze vidas. Um alcoólatra gostaria muito de umas férias de sua doença. Alguns podem pensar em cometer suicídio. Porém, não há saída para aprender a ficar sóbrio, nem mesmo o suicídio, pois o desafio terá de ser encarado e vencido.

Essa razão é suficiente para não cometer suicídio. Você cria o desespero que está sofrendo agora, mas, enquanto estiver vivo, tem uma estrutura à mão e pode dominá-la, nem que demore um mês, um ano ou uma década. Infelizmente, se você cometer suicídio, não só terá de lidar com todas as questões que o deixaram desesperado, mas também terá de restabelecer uma estrutura em que você possa viver esse desespero e descobrir o seu caminho. Então conquanto todas as escolhas sejam válidas, e não há nenhum castigo especial para o suicídio, ele não é uma solução habilidosa.

É claro que muitos de nós não pensam intensamente em suicídio. Mas nos desesperamos. Entender que você vai se sair bem pode ajudá-lo a se acalmar, a se preparar e a começar a trabalhar no desafio que você sabe que vai enfrentar a qualquer momento. Até mesmo os seus erros o conduzem para o sucesso. Se fosse teoricamente possível que você tomasse as piores decisões possíveis durante todo o tempo, a sua compreensão ainda aumentaria, de modo que o seu objetivo acabaria por estar finalmente ao seu alcance.

19. *Toda história tem um final feliz.*

A outra metade da terrível promessa de que você vai se sair bem é realmente muito mais agradável. Vai chegar o momento em que você terá resolvido qualquer desafio que enfrentar. Além disso, virá um tempo em que, finalmente, você entenderá que, basicamente, jamais cometeu um erro, que os seus atos foram sempre os melhores que você pôde fazer, embora não fossem necessariamente o que você sabia fazer de melhor.[5] Desse ponto de vista, você muitas vezes compreenderá que o que parecia um erro era, na verdade, criativo, dadas as suas limitações no momento. Do ponto de vista do futuro, você se preocupará menos com o sucesso, ou com o fracasso aparente, e terá mais prazer com a intensidade emocional sincera e com a expansão psíquica. Do ponto de vista futuro, você verá os eventos como um sucesso.

Por que não aceitar o fato de que virá um tempo em que você verá qualquer coisa que estiver fazendo como um sucesso e não se dá um tempo no presente? Já que você se verá como um sucesso algum dia, por que esperar?

20. *Qualquer coisa que possa dar certo, dará.*

O universo não é neutro com relação às suas lutas. Seu eu profundo mantém os seus infinitos recursos constantemente acessíveis a você. Qualquer evento favorável que ele possa manifestar coerentemente com suas crenças e seus desejos independentes, ele o fará. Além disso, ele tem uma grande criatividade e grande poder. Assiste ativamente aos seus ímpetos positivos e ajuda na eliminação das crenças negativas — de novo, coerentemente com a sua vontade independente. Você é sempre observado e ajudado, de modo que qualquer coisa que possa dar certo, dará certo.

---

5. Essa distinção costuma ser feita. A caracterização particular aqui foi adaptada de uma palestra dada por Dick Sutphen, editor da revista *Master of Life*, Malibu, CA, Valley of the Sun Publishing.

11 Como usar as habilidades paranormais convencionais

No Capítulo 1, fizemos uma distinção entre o paranormal prático e o paranormal convencional. Descrevemos um paranormal convencional como alguém que desenvolve habilidades paranormais e pode fazer uso delas conscientemente. Salientamos que essas habilidades paranormais práticas são mais importantes e mais fáceis de serem usadas do que as habilidades paranormais convencionais. Mesmo assim, as habilidades paranormais convencionais são instrumentos maravilhosos quando usados com sabedoria e praticidade. São fascinantes, divertidas e úteis. Além disso, é cada vez mais fácil tornar-se um paranormal convencional. Há dezessete anos, John teve de viajar para a Índia, para São Francisco e para Nova York a fim de encontrar mestres paranormais. Hoje em dia, todo grande centro populacional tem diversos deles, e o grau de acesso a eles está aumentando.

Porém, por mais atraente que seja desenvolver e usar habilidades paranormais convencionais, as pessoas parecem ter muitas expectativas distorcidas sobre o que sejam essas habilidades. É importante considerar como você fará uso da informação paranormal. Se você está pensando em consultar um paranormal ou em usar as suas habilidades para o benefício dos outros ou de si próprio, determinadas diretrizes gerais irão ajudá-lo.

PES: Percepção extra-sensorial

Pode parecer fácil demais para ser real, mas a passagem mais próxima e mais sensata para a percepção extra-sensorial é a sua percepção sensorial normal. Em outras palavras, se você deseja se tornar mais clarividente, primeiro aprenda a olhar ao seu redor com mais atenção e cuidado. Se deseja se tornar um telepata, ouça mais acuradamente. Prestando mais atenção às informações já acessíveis a você — linguagem corporal, tom de voz, o conteúdo e o contexto do que você vê, lê e ouve —, você descobrirá seus sentidos, estendendo-os naturalmente além dos limites comuns. E esse desenvolvimento será mais fundamentado e sensato do que se você tivesse buscado a percepção extra-sensorial com o propósito de fuga.[1]

Uma das experiências mais difíceis de John, no seu caminho para se tornar um paranormal prático, foi a dissolução do seu primeiro casamento. No momento em que estava se desenvolvendo notoriamente como um paranormal, ele deixou de dar a devida atenção às queixas enfáticas e aos sinais de angústia da sua esposa. John ficou chocado quando ela partiu. Levou muito tempo para entender que mesmo um paranormal tem de prestar atenção às informações comuns. Àqueles que agora ensina, John previne: "Às vezes vocês vão ser capazes de falar com seres sem corpos, mas, quando falarem com aqueles que têm corpos, ouçam-nos!"

A aptidão paranormal é uma habilidade natural. Se você tivesse uma habilidade natural no tênis, por exemplo, levaria tempo, prática e um bom treinamento para se tornar um bom jogador. Bater uma bola na quadra de serviço poderia parecer impossível no princípio, e, se não soubesse que os outros o fazem, talvez o levasse a desistir. O mesmo é válido para o desenvolvimento paranormal. Portanto, não tenha pressa: pratique e faça um bom treinamento, onde puder.

Como tornar-se um paranormal convencional

Todos que estão lendo este livro podem começar a usar imediatamente suas habilidades paranormais práticas, mas as habilidades

1. Sheri Burrows, uma das paranormais mais dotadas que John já encontrou, mostrou a ele a importância de permitir que a percepção extra-sensorial se desenvolva da percepção sensorial normal.

paranormais convencionais devem ser reconhecidas e alimentadas de preferência sob a tutela de um mestre paranormal.

Há vários sistemas de desenvolvimento paranormal que usam vocabulários diferentes, símbolos ou descrições da realidade paranormal. Para reconhecer e alimentar as suas habilidades paranormais convencionais é de grande ajuda ter algum sistema de crença orientado para o desenvolvimento dessas habilidades.

Há dois pontos importantes a serem compreendidos acerca desses sistemas de crenças. O primeiro é que um sistema de crenças paranormais que seja adequado a você pode ajudá-lo a reconhecer, alimentar e coordenar os novos tipos de dados e habilidades que irá encontrar. O segundo é que cada sistema é simplesmente um sistema de crença que você deve adaptar basicamente à sua personalidade e experiência. Por exemplo, algumas pessoas acham os sistemas hindu e tibetano dos chakras absolutamente naturais. Outras estão descobrindo que os sistemas filosóficos ocidentais, como os arquétipos e o consciente coletivo de Jung, são mais satisfatórios. Outras, ainda, são levadas a crenças e práticas xamânicas. Para propósitos práticos, todas essas abordagens — e muitas mais — oferecem estruturas legítimas para um desenvolvimento paranormal sadio.

O mais importante é entender que você é quem escolhe no que acreditar e como agir. Considere que a palavra "heresia" é derivada da palavra "escolha". Em certo sentido relevante, ser um paranormal prático significa ser um "herege" prático. John fala aos freqüentadores de suas aulas: "É com isso que eu trabalho; aqui está o meu sistema de crença. Pegue-o emprestado por enquanto mas, à medida que você se desenvolver, desenvolva o seu próprio sistema." Em seu próprio desenvolvimento, John lucrou muitíssimo com a estrutura oferecida por Jane Roberts/Seth e com o sistema de Lewis Bostwick no Berkeley Psychic Institute. No entanto, John não segue nenhum deles à risca. Com o passar do tempo, adaptou esses princípios à sua experiência pessoal. Descartou o que não funcionava bem para ele, aperfeiçoou o que deu certo e juntou-o para sempre a esta matriz.

Quer você use e se submeta a um programa específico para o desenvolvimento das habilidades paranormais convencionais, quer não, tenha sempre em mente que há diretrizes práticas para aplicar em qualquer situação paranormal.

Tenha o seu próprio critério

Certa vez, John recebeu uma leitura que estava de fato errada em todas as suas particularidades. Porém, as distorções dos leitores captaram um valor emocional e, mesmo que as afirmações estivessem erradas, ele obteve muitas idéias novas e tirou benefícios da leitura. Por mais que pareça estranho, as informações paranormais podem estar erradas e não ter utilidade, assim como a informação não-paranormal pode ser muito útil. A abordagem intelectual ocidental padrão não funciona quando se avalia a informação paranormal. Quando se usa o método científico em particular, alguém tenta estabelecer a autoridade das leis que são invioláveis. Quando você conhece uma lei, sabe o que fazer em cada situação à qual a lei se aplica. Certas regras são estabelecidas para determinar se uma opinião tem autoridade suficiente para ser acreditada e seguida. No mundo paranormal, não há leis invioláveis e nada a ser acreditado com base na autoridade. O máximo que vocês podem estabelecer são modelos e fontes de informação que considerem benéficos e úteis.

Algumas pessoas aconselham que, quando você for a uma análise paranormal, deve ter o cuidado de não revelar nada ao analista. Apenas sendo reservado, dizem, pode-se dizer se a pessoa é paranormal ou não. O paranormal prático vai para uma análise aberto e disposto a ajudar. A maioria das análises psíquicas são melhores se há uma relação de doação e troca entre o paranormal e quem está sendo analisado. Se você está confuso a respeito de alguma coisa, faça uma pergunta. Se discorda, então diga e o paranormal pode esclarecer o que está sendo dito, ou voltar atrás ou continuar a discordar. Os paranormais são humanos e as sessões se desenrolam melhor onde há afinidade. Não se preocupe se a afinidade interferir na sua habilidade de discernir se a informação é de fontes verdadeiramente paranormais. A fonte da informação é irrelevante. O valor da informação é tudo o que importa.

Como manter a sua prioridade

O princípio do equilíbrio e da harmonia é particularmente apropriado à informação paranormal. Nunca imagine que uma informação paranormal seja superior a um outro tipo de informação. Há algo muito especial na habilidade de "captar" coisas de modos paranormais, mas isso não significa que os outros meios de obter informações ou de tomar decisões sejam menos válidos. Se as habilidades paranormais fossem infalíveis, todos os paranormais estariam vivendo dos seus acertos na loteria.

Infelizmente, esta é uma lição que algumas pessoas aprendem com grande custo. Conhecemos o caso de um homem que estava inseguro a respeito dos métodos do seu corretor da bolsa em manipular o dinheiro de uma grande instituição de seguros. Durante esse tempo, consultou um paranormal que lhe disse que o caminho para ter confiança era confiar. Ele entendeu que devia confiar no corretor e perdeu centenas de milhares de dólares. Esse incidente é um exemplo impressionante do que pode acontecer. Os instintos do homem estavam certos — ele realmente suspeitava do corretor — mas deu mais peso ao paranormal do que à sua própria intuição e bom senso. Essa história também mostra uma das razões pelas quais é necessário manter a sua prioridade. É bem provável que o paranormal nunca pretendesse que o homem confiasse plenamente naquele corretor em particular. O paranormal pode ter sugerido que o homem encontrasse um corretor em quem pudesse confiar; ou pode apenas ter ficado mudo e ter dado a entender que o próprio cliente não era digno de confiança de algum modo sutil e tinha de trabalhar nisso antes de ser capaz de confiar nos outros. A comunicação é uma transação imperfeita; os significados são facilmente alterados na tradução e na interpretação. Manter a sua prioridade o ajudará a distinguir as más comunicações.

John enfatiza o princípio que aprendeu no Berkeley Psychic Institute: "Lembre-se sempre de que você é o parceiro principal em qualquer situação paranormal." E isto é verdade quer você esteja consultando um paranormal quer esteja em contato com um guia pessoal. Qualquer pessoa — encarnada ou não — que tente persuadi-lo contra o seu melhor critério deve ser evitada. Você também deve evitar ignorar prematuramente um conselho. Se a informação dada parecer errada ou sem sentido, consulte o paranormal. Mas, depois que fez a sua parte de provar a fonte, então você, e só você deve decidir como e se vai usar a informação. Há muitos paranormais bons por aí. Então você não precisa fazer nada além de tomar uma decisão de acordo com os seus direitos. Você sempre será pessoalmente responsável pelas suas decisões; por isso faz sentido manter a sua prioridade.

Às vezes uma abordagem paranormal não é prática

Um outro modo de as pessoas distorcerem o valor da informação paranormal é visto no exemplo de uma mulher que certa vez chamou John para ajudá-la com a sua irmã. Esta havia apanhado de novo do marido e a mulher estava querendo uma opinião paranormal sobre a relação kármica que a ajudasse. John sugeriu que a informação kármica ou de vidas passadas era bem menos importante para as circunstâncias da irmã do que procurar segurança, tratamento e registrar a sua condição. John teria prazer em ajudar, mas somente depois que fossem tomadas providências práticas para garantir a segurança dela.

De modo mais ameno, considere essa cerimônia fascinante que foi dirigida por um médium habilidoso: cada participante escreveu um problema num pequeno pedaço de papel que o paranormal colocou num prato de metal e pôs fogo. Infelizmente, o tampo da mesa debaixo do prato era de madeira e a cerimônia o deixou chamuscado. Só porque a entidade recebida pelo médium era extraordinariamente inteligente e amável, não significava que estivesse prestando atenção a coisas práticas.

Não há garantias

Os paranormais não são infalíveis, nem são mestres ou guias não-físicos. Muitos de nós podem achar isso difícil de aceitar. Estamos acostumados a reconhecer que o valor e a perfeição andam juntos; e muitas pessoas endeusam seres não-físicos. Pode ser um grande desafio levar em consideração as idéias contrárias. Na realidade, o verdadeiro paranormal prático considera toda a noção de um sistema do pensamento lógico do tipo "verdadeiro ou falso", "sim ou não" como uma entre muitas abordagens. É responsabilidade de cada um de nós identificar o que é útil e o que vale a pena nas coisas e nas pessoas que encontramos, incluindo os paranormais e os guias. Tenha em mente que há desacordos no plano astral. Assim na terra como no céu — não existe isso de uma verdade única.

Por outro lado, certa vez John estava inseguro a respeito de continuar um processo legal e consultou um guia sobre isso. Com a sugestão do guia de que valeria a pena continuar, John deixou de lado o seu medo de perder a causa, continuou e acabou perdendo. Desapontado, perguntou ao guia por que ele não o tinha prevenido. O guia respondeu: "Então você quer somente coisas que são absolutamente seguras?" Poderia ter funcionado, mas não funcionou. O guia retrucou dizendo que às vezes você precisa ser flexível.

Diretrizes para os guias

Em determinado ponto do seu desenvolvimento paranormal, o nosso amigo Jerry se abriu para alguns espíritos realmente superiores e achou isso forte demais, além de desagradável. Eles pareciam vir mesmo quando ele não os queria, e os achou muito eficientes na tentativa de superar as "limitações" dele, Jerry. Ele resolveu o problema recusando-se a lidar diretamente com qualquer espírito ou guia, estabelecendo um limite, afirmando que qualquer ser que quisesse se comunicar com ele teria que ser selecionado através do seu próprio eu superior.

Jerry estava feliz com essa solução e orgulhoso de si mesmo por ter lidado com a postura enganosa que as habilidades paranormais podem envolver. Porém, ele também reclamou de se sentir cada vez mais isolado pessoal e socialmente, mesmo quando fazia progressos espirituais evidentes. Parecia haver uma ligação entre o modo como Jerry tinha lidado com seus problemas espirituais e o isolamento que estava sentindo no mundo à sua volta.

Jerry acreditava que o propósito da experiência era abrir caminho através do ego, para destruí-lo, de modo que ele pudesse evoluir para um estágio mais elevado onde fosse perfeito na sua dedicação e nunca cometesse erros. Sentindo-se desse modo, deu diversas provas de incapacidade quando encontrava os espíritos. Primeiro, não foi capaz de formar juízos independentes porque sentia que suas opiniões estavam relacionadas com o seu ego, com a sua falibilidade e com a sua carência de afeição cósmica. Segundo, sentiu uma necessidade desesperada de apressar o processo ao longo do qual poderia fugir das suas supostas "baixas vibrações". Isso o deixou ligado às fontes potenciais de grande sabedoria e amor. Mesmo quando parte da sua mente estava transmitindo mensagens do tipo "Vão embora, agora quero ser apenas humano", uma outra parte fazia a ligação urgente, como um viciado, porque essa porção se sentia muito fraca e necessitada. É por essas razões que este livro repete constantemente desde seu início a convicção de que toda vida tem propósito e significado. Insistimos em ser naturais. Então o crescimento se controlará por si mesmo.

Assim como não há fronteiras para o si mesmo, não há fronteiras para uma crença. A mesma crença que estava funcionando quando Jerry sentiu que era necessário se proteger dos espíritos, estava fazendo com que ele se sentisse vulnerável quando se relacionava diretamente com pessoas comuns. Mas ele não tinha que ser perfeitamente dedicado ou totalmente desagregado para ter relacionamentos satisfatórios com espíritos ou seres humanos. Seguir as sugestões para lidar diretamente com espíritos, a partir da clareza da sua própria prioridade, ajudou Jerry a se sentir decididamente mais audacioso e à vontade, tanto psíquica como socialmente.

Canalização prática

Há muitos equívocos que podem obstruir os benefícios da comunicação com os guias ou com a canalização. O primeiro é a crença de que a informação mediúnica vem direto da boca de algum ser superior para os seus ouvidos. Qualquer canalização é uma articulação de criação artística, uma tentativa de seres humanos quadridimensionais interagirem significativamente com uma consciência de dimensão muito superior. Por isso, a informação sempre é filtrada através das crenças dos médiuns e de suas habilidades, como também através da própria linguagem. Isso é verdade tanto para a assim chamada canalização consciente como para a canalização em "transe profundo".

Um outro problema é a convicção de alguns paranormais de que tocaram a mais alta energia no universo, ou a melhor energia acessível. Porque a canalização é uma colaboração artística, o então chamado nível de informação ou espírito que está sendo canalizado é bastante irrelevante. Quando você olha para um quadro de flores, você nunca se preocupa em saber se as flores verdadeiras eram bonitas. Simplesmente, decide se gosta ou não da pintura. Quando você tenta avaliar a canalização, nunca se preocupa com o lugar de onde o espírito vem, mas em saber se uma parte da informação é útil.

Esses equívocos nascem de um mau entendimento da natureza e do propósito do universo, e resultam em idéias erradas sobre o potencial para a "perfeição". Eles criam medo do mal e das baixas vibrações, medos que podem gerar experiências ruins como a de Jerry. Como regra, os seres espirituais são muito sensatos e brincalhões para lograr as suas experiências de aprendizagem, incluindo os seus erros. Eles podem dar conselhos de acordo com as suas especialidades, mas nunca irão romper as suas fronteiras. Qualquer entidade, elevada e grande, é um hóspede do médium.

Tornar-se paranormal:
Uma digressão da co-autora

A princípio, este livro se destinava a ser uma contribuição de John Friedlander à posteridade do movimento Nova Era. Decidimos escrever juntos depois de John ler alguns dos artigos que eu havia escrito e de perguntar se eu estaria interessada em colaborar com ele. John tinha desenvolvido uma abordagem prática para o uso de conceitos paranormais na vida diária. Ofereceu conceitos bondosamente com a maior naturalidade. Eu não estava particularmente interessada em desenvolver minhas habilidades paranormais, mas sabia que havia uma camada mística da realidade à qual todos tinham acesso, "paranormais" ou não. Achei que a praticidade segura de John seria o ingresso para aqueles de nós que são mais comuns.

Então fiquei feliz por permitir que John fosse o paranormal enquanto eu me esforçava para conseguir registrar os seus princípios práticos no papel. No entanto, vários meses depois que começamos o livro, John me pediu que assistisse às suas aulas porque me dariam mais experiência. Na primeira aula, aprendi a respeito dos chakras, meditei sobre eles e aproveitei os benefícios de um tipo de relaxamento eufórico. Esse trabalho paranormal parecia ser todo feito na imaginação, terreno familiar para mim; por isso foi fácil e agradável. Finalmente, aprendemos a nos ligar a um "guia paranormal de cura", que de novo parecia acontecer na imaginação, mas com o dividendo extra de que eu podia sentir realmente um tipo de energia sutil, vibrante.

Numa aula mais avançada, era para meditar e analisar chakras de outras pessoas, algo que eu não podia imaginar. E então, quando me sentei, resmungando mentalmente para "ver" alguma coisa numa mulher que eu não conhecia, não disse nada a respeito do que estava imaginando. Quando estávamos na metade da análise, pediram-me para falar.

"Se perceber alguma coisa, você deve compartilhar com os outros. Está vendo alguma coisa?", disse o meu treinador.

"Bem, sim, mas é bobagem. Estou certa de que não significa nada."

"Você deve ao menos tentar."

"Mas parece tão bobo!", protestei.

"O que é?"

"Um mapa da França", eu disse, com voz sarcástica.

A pessoa analisada olhou para mim e disse, informando: "Eu falo francês. Leciono francês. Vou mudar para a França daqui a duas semanas."

Depois de um momento de assombro, fiquei de pé num salto e gritei para o outro lado da sala: "Ei, John! Sou paranormal!"

Essa primeira experiência seria repetida muitas vezes enquanto eu me esforçava para descobrir a diferença entre imaginar e perceber, e entre expectativa e verdade. Um ano depois, eu não apenas poderia fazer análises quando me pedissem mas "canalizar" à vontade, no teclado ou vocalmente. Foi difícil para mim pensar em ser paranormal como algo diferente de ser organizada, ou literata ou maternal. É apenas uma simples parte do que sou e faço. John me pediu para falar sobre a minha experiência aqui porque pode ajudar os leitores a entender seus progressos como paranormais.

Não aspiro a me tornar uma "grande paranormal" e estou bastante impressionada com aqueles que, como John, desenvolveram esse talento extraordinário. Mas também aprendi que ser paranormal é um campo infinito e estou ansiosa por explorar as suas infinitas possibilidades.

No próximo capítulo, introduziremos uma meditação estendida para a manifestação. Para muitos, a meditação é a passagem para se tornar mais paranormal, não apenas podendo fazer previsões dos fatos mundanos, mas podendo melhorar a qualidade da sua vida pessoal. Para nós, esta é a prática mística do axioma: "Pense globalmente, aja localmente."

12 Manifestando o que você quer: uma meditação chakra por chakra

Neste capítulo e no próximo, nos concentraremos nas técnicas paranormais sistemáticas e de longo alcance para a manifestação. As fantasias práticas que você tem usado são uma prática excelente para as meditações mais longas e demoradas.

Como descrevemos no Capítulo 6, você cria a sua própria realidade de acordo com as suas crenças, e essas crenças funcionam sistematicamente ao longo do seu sistema paranormal/biológico. Nessa meditação, usaremos o modelo dos chakras da biologia paranormal para dar realidade à sua crença.

Chakra é uma antiga palavra do sânscrito que significa "roda". A palavra ficou mais amplamente conhecida no Ocidente quando a prática da ioga se tornou popular. A teoria subjacente à ioga é a de que o corpo compreende um sistema de energia. O que os hindus chamam de *prana* (energia) corre ao longo do nosso corpo, e o principal tronco de energia corre verticalmente através do centro do corpo, como uma espinha. Ao longo desse tronco principal, estão os sete *chakras* maiores ou centros de energia, que giram como rodas.[1]

1. Geralmente uma dissertação sobre chakras é uma dissertação sobre energia paranormal. O sistema dos chakras ajuda você a identificar e a usar diferentes tipos de energia paranormal. Porém, o conceito de energia paranormal leva a enganos. De fato, a energia psíquica não é energia, de forma alguma, no sentido em que a maioria dos físicos usaria a palavra. A energia mecânica pode ser descrita em equações matemáticas que especificam uma rede exata de resultados. A energia mecânica parece existir objetivamente, fora do campo em que atua. Ela é a causa de eventos.

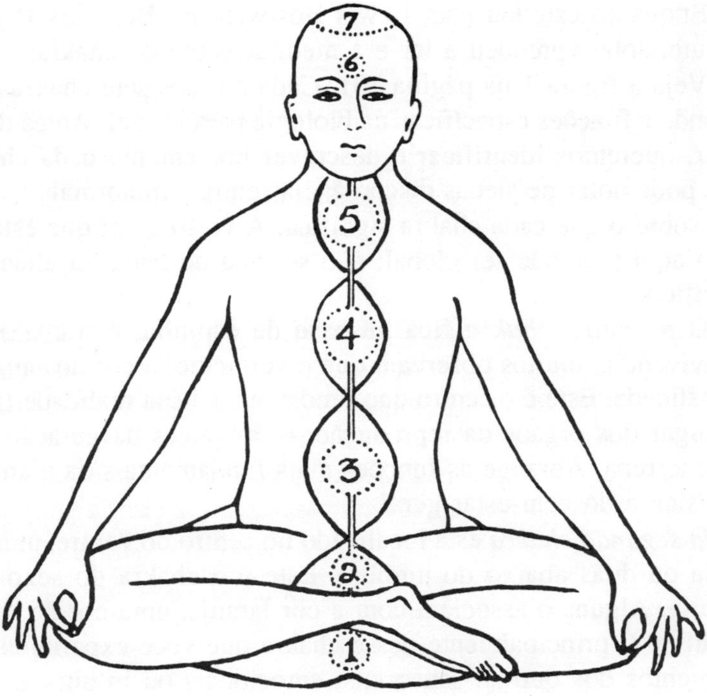

FIGURA 1. A localização dos chakras.

A energia paranormal é chamada assim porque, com toda certeza, é subjetivamente sentida como energia. Quando você sente a energia paranormal, parece haver intensidades variadas que podem energizar e desenergizar. Mas, no seu nível profundo, a energia paranormal é um fenômeno interno oposto ao externo. A energia paranormal diz respeito aos relacionamentos. É uma experiência subjetiva da qualidade das suas crenças e, conseqüentemente, depende de quão próximo ou distante, de quão intenso ou fraco é o seu relacionamento com outras porções do Todo Existente. Este é um ponto filosófico profundo, mas tem uma implicação prática importante. Não é uma estratégia eficaz para tentar dominar a assim chamada má energia com a boa energia. Com a energia física, qualquer energia que seja forte irá dominar. Mas a realidade paranormal funciona de forma diferente, sutilmente, e a verdadeira tentativa de dominar os fenômenos negativos os energiza. Em vez de tentar dominar, usa-se propriamente a energia paranormal para compreender claramente as preferências e as idiossincrasias das pessoas.

Enquanto estudou com Lewis Bostwick no Berkeley Psychic Institute, John aprendeu a ler e a meditar sobre os chakras.

Veja a figura 1 na página 101. Cada um dos sete chakras corresponde a funções específicas na biologia paranormal. Antes de começar, queremos identificar e descrever brevemente cada chakra. Você pode notar pequenas discordâncias entre paranormais e escritores sobre o que cada chakra significa. A visão geral que estamos dando aqui pretende ser global; não se trata de um guia altamente específico.

O *primeiro chakra* fica na base da espinha; é o chakra da sobrevivência; muitos observam que é vermelho, a cor do sangue e da vitalidade. Este é o centro que fundamenta a sua realidade física. É o lugar dos órgãos da reprodução — as raízes da geração e da forma terrena. Abrange as funções mais fundamentais da manutenção física e do bem-estar geral.

O *segundo chakra* está localizado no centro do ventre, uma polegada ou duas abaixo do umbigo. Este é o chakra do sexo e da simpatia. Alguns o associam com a cor laranja, uma cor de "cura" e criativa. É principalmente nesse chakra que você experimenta os sentimentos dos outros: sensoriais, emocionais ou intuitivos.

O *terceiro chakra*, no plexo solar, é o chakra que é a sede da energia do ego, ou seja, do poder pessoal, da iniciativa e da criatividade. Sua cor tradicional é o amarelo, com suas associações de aprendizado intelectual e pensamento claro.

O *quarto chakra* é o chakra do coração. Dizem que a alma reside nele. Este é o lugar da unicidade, da sua unidade com os outros. Geralmente é descrito como verde, uma cor suave que denota paz e harmonia.

Quando você identifica uma energia desagradável ou inadequada, mude-a destruindo as imagens ou usando alguma outra técnica para mudar as suas crenças. Assim, quando você está mudando a sua energia paranormal, você não está lidando com um fenômeno mecânico; você está mudando a si próprio. Então, seja "legal" consigo mesmo — não trate a sua energia como uma coisa, ou como algo estranho, imposto a você, mas como uma parte sua que deve ser vivenciada.

O *quinto chakra*, localizado na garganta, é o centro da comunicação. Vincula todas as maneiras de auto-expressão, falando, cantando ou ouvindo sua "voz" interior; geralmente é associado com o azul. É também o chakra da telepatia e da clariaudiência.

A localização do *sexto chakra* é no centro da cabeça, incluindo uma área que muitos chamam de "terceiro olho". É o centro de todos os tipos de visão — física, clarividente, estética e profética. É onde os quadros mentais podem ser "vistos" para se tornarem realidade. Sua cor tradicional é o azul índigo.

O *sétimo chakra*, também chamado o chakra da coroa, está localizado no topo da cabeça. É onde a energia cósmica vem para o corpo; ele o coloca em contato com a sabedoria do Todo Existente. Em geral descrito como de cor violeta, este é o chakra do crescimento espiritual e da auto-realização.

Como em tudo, quanto mais tempo você passar aprendendo e meditando sobre o sistema dos chakras, mais lucrará com isso. A Visualização do Chakra para Manifestação pode ser usada até pelo iniciante, mas primeiro queremos que você fique familiarizado com o seu sistema. A fantasia prática seguinte ajudará você a conhecer os seus chakras.

Exercício 12

Familiarize-se com os seus chakras

Coloque a mão no primeiro chakra e deixe que a sua cor se insinue a você. Então escolha um som ou um tom que pareça adequado para esse chakra. Se possível, um zumbido ou um som que tenha um tom vocal. Então, tire a mão do centro do chakra. Qual é a sua impressão? Por exemplo, ele parece quente ou frio, inchado ou vazio, agitado ou calmo? Este é um exercício completamente subjetivo. Se imagens ou outros detalhes sensoriais vierem à mente, tome nota deles. Se você pergunta calmamente qual o motivo de uma imagem, em geral obterá uma resposta.

Agora repita essa seqüência com os outros seis chakras. Recorra às descrições, se se esqueceu delas. Então, se tiver tempo, repita essa seqüência usando a outra mão. Perceba as diferenças nas suas impressões com essa mão. Você pode querer tomar nota durante ou depois do exercício. Geralmente, as impressões se tornam mais significativas com o passar do tempo, e as notas podem estimular a sua memória.

Enfim, entenda que, mesmo que este possa parecer um exercício da sua imaginação, suas percepções são válidas.[2]

A meditação dos chakras

Antes de começar a Meditação dos Chakras para a Manifestação, você precisa decidir o que quer projetar. Isso pode ser mais difícil do que parece. Propomos que você sugira alguma coisa que seja, acima de tudo, prática. Será também mais simples se você persistir por agora num objetivo simples. O exemplo que usaremos aqui é o de Bob, um homem de negócios e pai de família que queria parar de fumar.

Para começar, siga o mesmo procedimento que você usaria para uma fantasia prática — isto é, encontre um lugar adequado e um momento sem interrupções e comece seu relaxamento. Então, imagine a energia que existe fora e acima de você. Imagine o seu objetivo se formando nessa energia acima da sua cabeça. Torne-a real na sua mente, adicionando mais detalhes.

> No caso de Bob, ele se imaginou como um não-fumante. Pensou em todas as situações em que se sentia muito incomodado e irritado por ser um fumante, e então se imaginou tranqüilo e relaxado porque não fumava mais. Bob passou algum tempo trabalhando nos detalhes de como ele seria se não fumasse. Então, tendo criado para si um Bob que não fuma, irá usar o

---

2. John tirou a idéia de uma meditação sobre cada chakra do livro de Petey Stevens, *Opening Up to Your Psychic Self*, Berkeley, CA, Nevertheless Press, 1984, pp. 214-15.

sistema dos chakras para trazer esse Bob para o seu corpo/mente atual.

Traga esse objetivo para o sétimo chakra e conheça-o. Esse "conhecimento" é uma impressão direta da existência infinita do objetivo na sua vida, que cada detalhe já existe e pode ser concretizado. Experimente a integridade, a confiança e a segurança que você sente tendo feito da sua projeção uma realidade, como se você sentisse essas coisas exatamente agora.

Bob imagina que a versão não-fumante dele mesmo está sendo bem-recebida no seu sétimo chakra. Ele sabe que pode nadar sem dificuldade de respirar; sabe que pode trabalhar na sua escrivaninha sem cinzeiros ao redor; que pode divertir-se depois das refeições sem um cigarro nas mãos.

Agora leve essa imagem do seu objetivo para o seu sexto chakra e observe-a. Sinta o que significa tê-la realizado.

Bob começa a visualizar imagens fotográficas e de raio X de pulmões saudáveis. Então vê a si próprio exercitando-se, jogando basquetebol e parecendo em forma e saudável, tanto por fora como por dentro.

A seguir, estenda essa projeção para dentro do seu quinto chakra e se comunique com ela. Tente condensá-la numa simples declaração ou afirmação que você possa repetir para si mesmo.

Ouvindo a sua "voz interior", Bob entra em contato com as queixas do seu corpo contra os cigarros. Ele repetiu, então, para si mesmo a afirmação: "Eu me libertei completamente do uso de cigarros e desfruto da minha liberdade e de uma respiração sadia."

Agora leve esse objetivo para o seu chakra do coração e esteja em harmonia com ele. Sinta a afinidade entre o seu objetivo e o Todo Existente. Sinta a paz e a harmonia que emanam desse desenvolvimento.

Concentrando-se em toda a área do peito, Bob medita sobre a cooperação entre os pulmões e o coração, entre a respiração e a vida. Reconhece que, deixando de fumar, pode melhorar a aliança entre sua alma e seu corpo.

Agora, estenda a sua projeção para o seu terceiro chakra e perceba a realização pessoal que isto lhe traz. Identifique os modos pelos quais isso lhe proporciona gratificações, lhe dá poderes e satisfaz os seus valores e padrões.

Bob se concentra no orgulho e na sensação de realização que antecipa, uma vez que venceu o vício de fumar. Também imagina o elogio e as congratulações que virão dos amigos, dos colegas de trabalho e da família — especialmente dos seus filhos — e como isso fará com que se sinta melhor.

A seguir, deixe o seu objetivo cair gradativamente até o segundo chakra e prove a emoção, o "sentimento entranhado" de realizá-lo.

Bob se concentra no seu segundo chakra e descobre o grande alívio que irá sentir quando parar de fumar. Admite a rejeição, o medo e a vergonha que sentiu a respeito dos efeitos físicos e pessoais do seu hábito. Desenvolve esses quadros de medo e substitui o prazer que costumava sentir com os cigarros pelo prazer de estar livre dos seus efeitos. Sente esse prazer como se já estivesse acontecendo.

Finalmente, baixe a sua projeção para o primeiro chakra e experimente-o fisicamente. Respire fundo e expire bem devagar. Deixe o seu objetivo se espalhar em cada célula, do mesmo modo que um holograma contém a mesma imagem em cada uma das suas partes.

Bob medita sobre cada parte do seu corpo e deixa que ele lhe diga os modos como o tabaco interfere no seu funcionamento saudável. Ele segue a trilha dos seus chakras e deixa que a cabeça se queixe da tontura, a garganta da irritação, o peito do congestionamento e assim por diante. Deixa que uma luz verde do centro da terra dissipe tudo isso. Substitui esses efeitos por imagens de saúde. Imagina que cada célula do seu corpo está limpa e é naturalmente forte. Finalmente, Bob pede ao seu eu profundo para ajudá-lo a continuar crescendo e a fazer todas as mudanças necessárias para o equilíbrio ecológico das suas crenças.

Também, por ser um paranormal prático, Bob não se limita a técnicas paranormais. Reconhecendo que o seu vício é físico, também consulta um médico, que lhe dá uma receita de um chiclete de nicotina, que Bob deixa na sua escrivaninha apenas para o caso de precisar. Também entra em contato com amigos que pararam de fumar, que lhe dão apoio e informações úteis — o número do representante local dos fumantes anônimos, o nome de um acupunturista que ajudou outras pessoas a parar de fumar, e assim por diante.

Esta técnica pode ser usada para todos os tipos de mudança, não apenas físicas. Por exemplo, você pode usar a visualização do chakra para ajudar a arranjar um emprego. A mudança geralmente é sentida em muitos níveis, e você pode se ajudar a visualizar o seu objetivo imaginando seus efeitos espirituais, biológicos, paranormais, intelectuais, psicológicos e visuais.

Essa meditação dos chakras é baseada no ciclo de si mesmo no tempo comum. O próximo capítulo lida com as mudanças de longa duração, num contexto de tempo e natureza.

13 Estações: um programa de manifestação

Em geral, as mudanças pelas quais queremos passar em nossas vidas são de longa duração e de longo alcance. Algumas transformações, como melhorar o casamento ou mudar de carreira, são simplesmente grandes. Este capítulo é dedicado a uma abordagem eficaz para essas mudanças. Mais propriamente descrito como um programa do que como meditação, ele divide o seu objetivo num ciclo de doze partes semelhante ao ano. Os ritmos da natureza — de dias e noites, de estações e dos planetas em suas rotas — são universais e muito eficientes.

Você fará mais do que se sentar, entrar num transe de meditação e visualizar, por ser este um empreendimento mais ambicioso. Embora o seu objetivo possa ser alcançado em mais ou menos um ano e começar a qualquer momento, queremos que você fique perfeitamente sintonizado com o ciclo de tempo e de mudança.[1]

Grandes mudanças se entrelaçam dentro e fora da sua vida diária, aparecendo em diferentes ângulos à medida que você adquire experiência. Essas mudanças não têm um começo ou um fim verda-

1. Em negociações legais, geralmente o instrumento mais eficaz é parar e decidir o que você realmente quer, em oposição ao que você quer pedir. Isto leva a decidir com o que você pode viver, e permite o uso de alternativas que satisfaçam razoavelmente ambos os lados. Então, antes que você visualize os objetivos usando os chakras ou quaisquer outras técnicas, é mais útil sentar-se e decidir o que você quer, discutindo as alternativas e, então, olhar ao redor e ver todos os recursos em potencial que você pode utilizar.

deiros. O propósito de seguir este formato é dar-lhe uma estrutura extensa e direta para realizar suas projeções de longa duração.

As imagens da transformação periódica dadas aqui são destinadas a serem usadas simbolicamente e não literalmente. Isto significa que você pode usar este programa mesmo que viva no hemisfério sul e o seu inverno comece em junho, ou que o seu desenvolvimento climático divirja daquele que usamos. No entanto, um outro modo de fazer uso do programa é personalizá-lo, adaptando-o às suas circunstâncias; e o incentivamos a observar e apreciar as mudanças que ocorrem ao longo do ano no seu canto do mundo em particular.

A escuridão do inverno e os sonhos
Análise dos seus desejos e opções

Capricórnio

Estruturação

O solstício de inverno, dia mais curto do ano, marca um ponto de mudança. É nessa data que o sol começa o retorno dos seus seis meses de descida à escuridão. Na mesma data, Capricórnio, o bode determinado, começa sua difícil porém firme escalada.

Tradicionalmente, a humanidade celebra esse tempo de maior escuridão iluminando suas casas com velas *Hanukkah*, achas e luzes de Natal. E é o que você fará ao começar o seu ciclo de manifestação. Leve luz para a escuridão, iluminando os seus sonhos, desejos e potenciais inconscientes.

Este é um tempo de noites longas, e a primeira coisa que você tem de fazer é planejar o seu objetivo. Agora reserve algum tempo para meditar, mantenha um diário e anote os seus sonhos. É o tempo de revelar a si mesmo o que você realmente quer; é tempo de descobrir novos objetivos.

Visualização: Imagine que você é um jardineiro. Esta é a época do ano em que todo trabalho físico pára. Agora você começa a sonhar com o que acontecerá no próximo ano. Pense em todas as diferentes variedades de flores ou de vegetais que gostaria de cultivar. Imagine algo que nunca lhe despertou interesse, desde alcachofras e bananas até inhames e zínias. Deixe a sua imaginação plantar o que quiser. Examine cuidadosamente, com os olhos da mente, suas terras congeladas, cobertas de neve, e imagine-as florescendo com o fruto dos seus desejos.

Aquário

Avaliação

Com o início de Aquário, o aguadeiro, você libera as suas idéias. A vigilância, a intuição e a inventividade de Aquário irão ajudá-lo a avaliá-las. Sugira a você mesmo, na hora de dormir, que seguirá as probabilidades que nascem das noções que você vem formando. Anote suas fantasias e outras tentativas conscientes de manifestar as muitas opções que tem oferecido a si mesmo. Do debate em Capricórnio, você progrediu para a experimentação de Aquário.

Visualização: Como todo jardineiro, você está ansioso para a chegada de novos catálogos de sementes. Agora você olha atentamente as páginas cheias de imagens de vegetações exuberantes, procurando as variedades que mais lhe interessam. Estuda as suas qualidades e as compara com as propriedades do seu jardim. Qual planta floresceria no seu clima? De que maneira o solo ou o tamanho do jardim poderiam ser alterados para acomodar novas variedades? O peso dessas variáveis é que o levará à decisão do que plantar. Você começa a esboçar o plano do seu jardim, determinando quando irá plantar cada variedade e onde cada uma se desenvolverá melhor.

Peixes

Decisão

A constelação de Peixes é maior do que as outras, com os seus dois peixes apontando em direções contrárias, um para Aquário e o outro para Áries. Tendo provado as várias possibilidades em Aquário, você chegou à hora da decisão. Em Áries, você voltará ao trabalho de concretização. Agora é tempo da preparação.

Em Peixes, o inverno, assim como o zodíaco, se fragmenta decompondo-se num novo ciclo. Agora você tem de dividir o seu objetivo em etapas menores e realizáveis.

Visualização: Você preenche e envia pelo correio os pedidos de sementes que você decidiu plantar. O tempo fica menos frio e mais chuvoso, lavando o inverno e deixando a terra pronta para uma nova vegetação. Numa manhã fria, mas ensolarada, você calça as suas botas à prova d'água e suas luvas de trabalho, e sai para o jardim para revolver o solo. Está frio, mas não está mais gelado. Trabalhando com a sua pá para cavar sob os detritos do inverno, você sente a terra se entregando aos seus esforços, à medida que ara o solo.

Preparação para a primavera e o plantio
Começando a cultivar os seus objetivos

Áries

Plantio

O carneiro começa o ano zodiacal quando a primavera surge. No inverno, você examinou suas opções e, finalmente, escolheu um objetivo. Assim como a meditação e a imaginação eram necessárias no início, agora é essencial realizar um ato físico. Quando atua no espaço físico, você firma suas projeções na realidade material. Em Áries, o que você tem tratado como uma possibilidade torna-se uma intenção no seu pensamento e nas suas ações. É o tempo da iniciativa.

Visualização: Depois de quebrar os maiores torrões de terra e esmagá-los em suas mãos para amaciar o solo, você faz sulcos no jardim para plantar as suas sementes. Depois de colocar cada semente na cova, espaçando-as cuidadosamente e enfiando-as até uma profundidade ideal, você cobre a cova com terra e dá palmadas leves, mas firmes, uniformizando-a.

Touro

Energização

Este signo prático e produtivo de terra mostra que é o tempo do cultivo. Esta é a fase em que a energia entra na terra; você dá corpo a essa energia fazendo coisas físicas. Em Áries, sua atividade está começando a saltar à vista, e você precisa continuar, de modo que o próximo passo possa ser dado.

Visualização: As primeiras fileiras de verde começam a aparecer no jardim. Você vai ver e apreciar a sua nova safra. De que modo aquelas pequenas sementes souberam como se transformar em plantas identificáveis? Você se espanta com esse simples milagre enquanto admira a vegetação nova e tenra, e se admira com as suas variedades: a beterraba vermelha, a cenoura emplumada, a ervilha gêmea. A manifestação está a caminho.

Gêmeos

Exploração

O signo de Gêmeos é inteligente e alegre, e este é o tempo de fazer observações, de ser sociável, de se comunicar. Sua curiosidade e interesse aumentam esotericamente a sua estabilidade. Você começa a entender que respostas conseguirá e por quê. Você é material porque tem a capacidade de se concentrar significativamente e, agora, você pode confiar num impulso natural de se expandir, de aprender e de entender. Esta fase lhe dá as informações de que você necessita para levar o seu objetivo a um completo crescimento.

Visualização: As plantas no seu jardim estão se desenvolvendo rapidamente e você observa como cada variedade cresce e se desenvolve. Você pensa e decide quais precisam ser escoradas, podadas ou transplantadas. À medida que sua compreensão aumenta, você aprende como capinar, aguar e alimentar melhor cada planta.

Crescimento e desenvolvimento no verão
Rumo ao seu objetivo

Câncer

Cultivo

Este signo começa quando o sol atinge o seu ponto máximo no ciclo anual, o dia mais longo do ano. Por causa da compreensão que adquiriu em Gêmeos, você está pronto a colocar toda a sua personalidade na sua projeção. O sol, a fonte de energia da terra, está agora com força total. O que era uma pequena muda na primavera, agora floresce em plena luz e no calor do verão. Câncer é o signo do cuidado, assim como você cultiva agora as suas formas de pensamento.

Visualização: As plantas do seu jardim atingiram um nível de estabilidade e crescem a cada dia. Você as assiste no seu desenvolvimento, escorando vinhas, impedindo que as ervas daninhas interfiram no seu crescimento e cuidando do solo ao redor delas.

Leão

Maturidade

Este signo do sol é o tempo em que a energia da terra está mais quente e mais elevada. Abra o seu projeto à luz intensa e ao calor. Faça a sua personalidade dar frutos, pois agora você atingiu uma maturidade experiente.

Visualização: Seu jardim está exuberante de vegetação. Os frutos estão aumentando e amadurecendo, e você cuida das suas plantas mantendo-as bem podadas, capinadas e regadas.

Virgem

Colheita

Seu projeto aborda a fruição e a generosidade durante este signo da terra. Ele amadureceu graças à sua atenção e aos seus esforços decisivos para cultivá-lo. Agora você afrouxa um pouco o controle sobre ele, porque está começando a se concretizar sozinho.

Visualização: Seus vegetais são fáceis de colher, pois já estão completamente maduros. Capinar, cultivar e aguar são menos necessários agora. Você enche as suas cestas com a colheita, o produto do seu trabalho e esforço.

Colheita de outono
Colhendo o que você semeou

Libra

Ponderação

O equinócio, em que o dia tem a mesma duração que a noite, dá início ao signo de Libra, as balanças. Este é o período em que você avalia o que criou através da sua manifestação. Considere o que ganhou e o que perdeu, em preparação para a tomada de decisão em Escorpião.

Visualização: Este é o momento de separar o trigo da palha e de preservar os melhores frutos do seu trabalho. Da mesma forma que a produtividade do seu jardim diminui, também diminuem as suas atividades, e você pode usar esse tempo para refletir sobre os seus esforços e sobre os resultados conseguidos.

Escorpião

Eliminação

No signo de Escorpião, a noite começa a predominar. É o tempo de mudanças interiores, de decidir o que você vai manter e o que vai deixar de lado. Tendo avaliado a sua manifestação em Libra, agora você decide o que quer manter ou continuar, e o que não quer ou não precisa. Se você não foi bem-sucedido, esta é a hora de se levantar e de se reorganizar.

Visualização: Quando o frio ameaça, você faz uma última viagem de colheita ao jardim. Descobre os últimos frutos da safra e colhe-os deixando para trás os que deixaram de amadurecer ou que apodreceram. Você se preparou para o inverno com tudo o que era bom do seu jardim.

Sagitário

Apreciação

O símbolo deste signo é o arqueiro atirando para as estrelas. Sagitário é filosófico, lógico e expansivo. É hora de olhar para tudo e para a perspectiva adquirida. Desfrute o resultado de seus esforços e aprecie o que você realizou; é hora de festas e de ação de graças.

Visualização: O jardim se deita quieto e tranqüilo sob a primeira neve do ano. Você olha da sua casa aquecida, desfrutando do descanso, fruto do seu trabalho no campo.

Como usar a visualização periódica

Para tornar essa visualização simbólica mais real, arranjamos uma história fictícia de como uma mulher utilizou a visualização periódica na sua vida. Você pode lê-la como um exercício e aplicar os princípios de cada etapa aos eventos e atividades nessa história de Sally, uma enfermeira com um marido e dois filhos.

Estruturação

Em Capricórnio

Lendo *Love, Medicine and Miracles* (Amor, Medicina e Milagres) de Bernie Siegel, Sally aprende a importância do amor e do perdão, quer saber se pode usar esses princípios para melhorar seus relacionamentos. Depois de um sonho em que o pai dela se tornou um dos seus pacientes, Sally decide começar com ele mesmo. O pai de Sally é um homem difícil, cujo hábito de beber muitas vezes tinha tornado a educação de Sally dolorosa. Embora ele tenha parado de beber há alguns anos, Sally sabe que ainda guarda ressentimentos em relação a ele.

Avaliação

em Aquário

Ao descobrir o alívio por ter abandonado os sentimentos de ressentimento e antagonismo para com o pai, Sally imagina os outros relacionamentos que ela poderia melhorar da mesma forma. Seu marido, Ralph, também é propenso a beber demais. Ela deveria, nesse caso, mudar esse hábito, sendo mais tolerante e complacente com ele?

Decisão

em Peixes

Depois de um fim de semana de pesada bebedeira, Ralph fica particularmente detestável e Sally passa um dia e uma noite chorando. Sua estratégia, é claro, não está funcionando. Confusa e infeliz decide buscar um aconselhamento.

Plantio

em Áries

Sally começa a ir a um psicoterapeuta. Discutindo o seu relacionamento com o seu pai e com seu marido, Sally começa a entender como o álcool contribuiu para a sua infelicidade. Resolve mudar isso. Coloca o marido a par de como se sente infeliz a respeito da bebedeira e arranca dele a promessa de que ele vai se controlar.

Energização

em Touro

Sally começa a usar técnicas de meditação e de visualização para ajudar a melhorar os hábitos do marido. Tornando-se cada vez mais determinada, controla de perto o quanto ele bebe. Ele reage à sua atitude de cão de guarda, com ressentimento e raiva. Por sugestão do terapeuta, Sally começa a ler tudo o que se refere ao abuso do álcool.

Exploração

em Gêmeos

Sally aprende, com a sua pesquisa, que não poderia controlar a bebedeira de outra pessoa e também descobre os Alcoólicos Anônimos (AA). Pára de influenciar os hábitos de Ralph. Não muito tempo depois, Ralph acorda de uma noite particularmente violenta e anuncia que vai parar de beber de vez. Sente-se péssimo e pede a Sally que jogue fora o resto da sua vodca. Ela está feliz por fazer esse favor para ele, e se oferece para levá-lo à próxima reunião dos AA. Fica encantada quando ele concorda em ir.

Cultivo

em Câncer

Depois de duas semanas de sucesso, Sally que tem controlado silenciosamente a freqüência de Ralph às reuniões dos AA, fica chocada quando o marido "escorrega". Confusa, ela o tranca fora de casa, e então se enche de culpa e remorso. Decide ser mais simpática e compreensiva para com Ralph, mas o seu terapeuta sugere que ela trabalhe em si mesma.

Maturidade

em Leão

Sally trabalha com as suas próprias raízes numa família com problemas de abuso de álcool. Cria quadros, destruindo na sua visão mental os modelos que aprendeu quando crescia. Na terapia, trabalha na diferenciação entre os problemas do marido e os seus próprios. Quando a bebedeira de Ralph volta ao nível anterior, Sally suplica que ele volte aos Alcoólicos Anônimos.

Colheita

em Virgem

O desespero de Sally quanto à bebedeira de Ralph aumenta até que, durante um sermão contra os seus filhos, ela se lembra de um anúncio para o Ala Anon*: "Você pode ver o que isso está fazendo com ele. Mas você consegue enxergar o que isso está fazendo com você?" Começa a freqüentar os encontros dos Al Anon e logo depois, Ralph pede a ela novamente que jogue a sua vodca fora. Sally se recusa, deixando de ficar com a responsabilidade. Ralph descobre que não pode jogar a bebida fora por si mesmo. Decide ir à maratona de reuniões dos AA durante um curso de fim de semana, e consegue voltar à lei seca.

Ponderação

em Libra

Os filhos de Sally começam a freqüentar os encontros do Al Anon com ela, e sua filha escreve um trabalho escolar sobre o alcoolismo. Ralph continua a freqüentar os encontros dos AA, e eles começam a conversar juntos sobre a "doença da família". O interesse de Sally na recuperação leva-a a uma entrevista para um emprego numa clínica de drogas e álcool.

Eliminação

em Escorpião

Sally e Ralph partem de férias e, no caminho, Ralph fala em tomar um drinque quando chegarem. Sally checa o seu impulso de romper em lágrimas furiosas e, ao contrário, diz a Ralph num tom de voz neutro: "Se você tomar um drinque, estaremos de férias mas

---

* Al Anon é um grupo paralelo ao AA (Alcoólicos Anônimos) e destinado exclusivamente aos familiares dos alcoólatras. Ali se aprende a lidar com eles. (N. da T.)

separados. Verei você quando voltar para casa — se voltar." Ao chegar, Ralph encontra e participa de uma reunião dos AA. Sally medita sobre o desapego.

Apreciação

em Sagitário

Sally começa o seu novo emprego na clínica e o considera mais satisfatório e compensador do que o que tinha no hospital. No jantar de Ação de Graças, vê os pais e nota quanta coisa aconteceu desde a sua decisão de perdoar o pai. Conseguir ajuda para si mesma, aprender como lidar com o marido e compartilhar com os filhos fez com que se iniciasse uma vida totalmente nova para ela.

É fascinante olhar para trás depois que um ano se passa. Em geral, você nota uma estrutura coerente entre as mudanças que surgiram de modo completamente espontâneo. Surgirão emergências, novas idéias ocuparão você, alternativas imprevistas vão se apresentar por si próprias, e temas diferentes vão se criar dentro e fora do ano, de modos que, a princípio, não pareciam relacionados. Mas, no final do ano, você pode ver que essa espontaneidade o levou a fazer uma viagem ao redor de si mesmo, de modo que você se viu de frente, de costas e de lado. As experiências de Sally mostram o entrelaçamento e a espontaneidade do crescimento.

O trabalho com ciclos periódicos

As visualizações e meditações, aqui, podem parecer bem abstratas pelo fato de serem de longa duração. Porém, queremos transmitir a importância de se conseguir saber o ritmo e o ciclo contidos nessa realidade. Não há nada mais prático.

Um projeto com o qual recomendamos que você se comprometa a tomar como ponto de honra é o de passear ao ar livre a cada duas semanas e fazer observações dos ritmos da natureza. Mantenha um caderno simples de anotações e tome nota acerca do tempo, de qualquer vida animal, do estado da vegetação e das posições do sol, da lua ou das estrelas. Veja se você pode sentir a luz ou o som interior da terra, que muda com os fenômenos que você pode observar. Essa luz ou som interior provavelmente vai se alojar além da sua percepção e deixá-lo apenas com a sensação de que você vivenciou alguma coisa. Porém, essa impressão de ouvir ou de ver é importante e também deve ser registrada. Faça isso durante um ano ou mais, relendo os seus apontamentos a qualquer momento em que o mau humor o surpreender. Essa prática ajudará a aplicar os arquétipos naturais à sua vida e aos seus objetivos.

14 *Do-Be-Do-Be-Do* Fazer e ser

As pessoas certamente perguntam como a vida pode ser boa se acontecem coisas terríveis. Estar em paz com o fato de que coisas terríveis acontecem é algo vital para o paranormal prático. Mesmo que a sua vida continue sem rupturas por um tempo, ainda há dor no mundo. À medida que você se torna mais competente, o seu campo de atividade aumenta e você entra inevitavelmente em contato com fatos que não acontecem como você quer. Até um Buda, Cristo ou outro ser iluminado teve de lidar com o fato de que as pessoas para quem eles ensinavam não conseguiam "entender isso".

Anos atrás, quando John havia aprendido o suficiente sobre realidade psíquica para bagunçar completamente a sua vida, perguntou um certo dia a um espírito na tábua *Ouija*: "Quando isso tudo vai começar a ficar divertido?" Ele estava esperando uma resposta como "Quando você aprender o amor perfeito" ou "Quando você chegar ao estado de Buda", ou alguma resposta cósmica. Mas a resposta foi: "Assim que você tiver senso de humor."

Essa foi uma resposta terrível, porque era a primeira experiência direta que John tinha com as implicações do fato de que nunca se pára de crescer, quando se é uma pessoa comum, um ser iluminado ou um paranormal prático. E se você nunca pára de crescer, então nunca vai parar de cometer erros e nunca chegará ao ponto em que não tenha de rir de si mesmo.

No começo deste livro, comparamos o aprendizado do paranormal prático com o aprendizado de um músico de jazz. Para este último, as etapas são aprender a tocar as notas, depois os sons e, então, jazz. Para você, o paranormal prático, as técnicas que você aprendeu são as notas. Colocá-las juntas com o tempo é o "som". Quando você, finalmente, juntar a alegria e a graça da vida, ouvirá o jazz.

A alegria e a graça vêm de duas fontes. A primeira é de uma profunda percepção de que toda vida tem sentido, incluindo os assim chamados erros — mesmo os mais detestáveis. Este é um ponto que pode ser discutido, mas nunca explicado. À medida que você se aprofundar na sua paranormalidade, começará a ver e experimentar diretamente a validade inefável e essencial de toda vida. Isto virá até você quando você menos esperar.

A segunda fonte de graça está ligada à primeira. Está muito próxima da impulsividade que foi discutida no Capítulo 8. Quando você começa a reconhecer e se identificar com os propósitos do seu eu sempre eficaz, notará que a sua verdadeira natureza e motivação estão concentradas na criatividade e na experiência, em vez de estarem centradas no sucesso. O sucesso convencional torna-se mais importante para a estrutura que lhe dá experiência do que para si mesmo. Ele deixa de fazer sombra para a alegria da própria experiência.

A vida, então, torna-se uma dança de fazer e ser, de ser e fazer. Parte de um grafite encontrado há muito tempo na sala de um colégio masculino resume perfeitamente a transformação dos sons em música:

To do is to be. (R. Descartes)
To be is to do. (W. Leibniz)
*Do-Be-Do-Be-Do.** (F. Sinatra)

---

* Trocadilho de sons vocais de jazz (*bebop*) com os verbos ingleses "*to do*" (*fazer*) e "*to be*" (*ser*). (N. da T.)

APÊNDICE I

Conhecendo Seth e Jane: o relato pessoal de John

Tive a boa sorte de estudar com Jane Roberts e Seth em 1973 e 1974. É difícil expressar agora o terror que eu e meus amigos sentimos na época com os conceitos radicais que Jane introduziu, tais como realidades prováveis, tempo simultâneo e o fato de que "você cria a sua própria realidade de acordo com as suas crenças".[1] Antes de Jane, a melhor informação, bastante difundida, era o trabalho completo e deliberadamente ilegível de Alice Bailey que canalizou "O Tibetano". Os livros de Bailey eram dominados pelo que se poderia chamar de perspectiva-caqui. A vida deixa um gosto amargo ou travo na sua boca. A experiência mortal era uma armadilha a ser superada. Ser espiritual era matar o ego e as emoções. Você deveria deixar o seu desejo sob o controle de seres supostamente superiores.

---

1. As citações neste artigo são as melhores paráfrases de que posso me lembrar de um diálogo que ocorreu há quinze anos.

Quando o livro de Jane surgiu com a explicação num inglês simples e maravilhosamente escrito sobre o modo como a realidade funciona, nós nos sentimos como as mulheres da virada do século afrouxando os espartilhos. Talvez o conceito mais radical que Jane/Seth introduziu foi o de que as nossas vidas têm um significado a ser compreendido em termos humanos comuns. É claro que há realidades encobertas, ocupadas por seres de amor e liberdade aparentemente infinitos que estão prontos para ajudar; mas somos responsáveis por viver as nossas vidas de acordo com os nossos propósitos. Há aspectos da realidade muito grandes para a nossa mente consciente conter, não obstante esta seja destinada a ser um dos nossos instrumentos mais práticos e úteis. E mais, somos parte da natureza, completamente dominados pelas nossas obrigações, assim como os animais e os anjos.

As classes de Jane revelaram completamente esse exuberante abraço da vida. Nas noites de terça-feira, de vinte a quarenta de nós nos reuníamos na sala de estar de Jane em Elmira, Nova York. Éramos de todas as idades e de vários lugares. A maioria de nós residia a uma hora de Elmira, mas a cada semana um ou dois carros lotados de "garotos de Nova York" chegavam de Manhattan, a cinco horas dali. Voltavam logo após a aula, chegando à cidade quase ao amanhecer. Seu rude bom humor era um elemento importante da espontaneidade e da alegria da classe.

Jane estabeleceu o tom da aula. Não havia nada de formal a seu respeito. Sentávamo-nos todos em sofás, em cadeiras ou no chão, e discutíamos o que tinha acontecido durante a semana. Mais cedo ou mais tarde, alguém fazia uma afirmação que Seth sentia que era importante, e então ele se manifestava. (Isso sempre me lembrava do pato, no antigo *Show do Groucho Marx*, que aparecia quando um concorrente dizia a "palavra mágica".) Os óculos de Jane saltavam e, com um estrondoso "Agora!", Seth fazia o seu comentário.

Seth era impressionante. Estudei na Harvard Law School e alguns dos meus professores discorriam de forma brilhante, mas eu nunca tinha ouvido ninguém como Seth. A maioria das suas mensagens era de que a vida foi feita para ser alegre. Nesse caso, o meio ou o médium era a mensagem, porque Seth se divertia visivelmente. Seu divertimento óbvio contribuía para a impressionante presença, marcada por gestos tão masculinos que você se esquecia de que estava olhando para uma mulher de 90 quilos. Seth usava a inteligência e a eloqüência que Jane havia desenvolvido durante anos, como escritora e poetisa, para moldar seu pensamento com uma clareza elegante. O efeito global era de tal força e brilho que ficamos todos espantados numa noite em que Seth voltou um minuto depois de ter partido para dizer alguma coisa. "Você esqueceu!" — gritou um dos garotos de Nova York, agitando a mão com uma expressão de descrença. Risos de satisfação encheram a sala quando as brincadeiras joviais continuaram entre Seth e a classe. Quando as coisas se acalmaram, Seth disse: "Sim, eu cometo erros mesmo."

Esta também era uma divergência radical da espiritualidade do tempo. Antes de Seth, dava-se grande ênfase aos assim chamados Mestres; pensava-se que eles nos ensinavam somente por devoção e serviço, mais parecendo uma penitência que um prazer. Pensava-se que os mestres eram todos essencialmente iguais em sua perfeição. Mas Seth salientava que toda informação é influenciada pela consciência do ser que a está transmitindo. Ele explicou que a singularidade de toda consciência é fundamental para a operação do universo. Se apenas ouvíssemos a nossa própria experiência com o mesmo propósito com que nós o ouvíamos, dizia que aprenderíamos mais do que ele poderia nos ensinar.

Uma das experiências mais bonitas que eu tive na classe foi numa noite em que Seth nos rogou que entendêssemos que os seus ensinamentos não eram sacrossantos. "Há pessoas que nunca deram atenção a Seth ou a crenças, e que nunca se preocuparam com o crescimento espiritual, mas que no seu simples compromisso com a vida, saem para a varanda e olham para as estrelas e sabem que são parte — uma parte importante — deste vasto universo. Essas pessoas descobriram o sentido da vida." Quando Seth narrou essa experiência, a sua energia encheu a sala de uma intensa claridade. Entendi que a nossa experiência sobre a sacralidade da vida seria pessoal e simples. Não exigiria nenhum dogma, nem o dele nem o de ninguém.

Seth não exigia o nosso respeito. Uma das histórias mais conhecidas de Seth envolveu uma mulher com quem, mais tarde, eu vivi por uns tempos. Na sua primeira aula, Seth chamou-a pelo apelido, "Dolly".[2]

"Dane-se!", gritou ela enquanto ficava de pé num pulo, "ninguém me chama de Dolly!"

Seth estava tranqüilo e não se alterou: "Só a chamei assim porque é o nome que usa para falar consigo mesma."

Mais tarde ela me disse, com espanto, que estava mesmo usando esse apelido quando falava consigo mesma. Ela mudou completamente de idéia depois dessa conversa com Seth e pediu a todos que a chamassem de Dolly. O importante é que Seth não se alterou e foi amável e divertido com alguém que disse: "Dane-se, Seth." Sua única resposta foi ajudar Dolly a entrar em contato com um eu interior, algo que era mais íntimo e menos sério que a personalidade com a qual ela se identificava. Além do mais, devo enfatizar que Seth chamaria Dolly, com prazer, de qualquer nome que ela escolhesse. Ele sempre tratou a todos com elegante cortesia.

A experiência de Seth de que eu mais gosto é uma amostra dessa cortesia (especialmente agora que eu mesmo sou um canal). Tratava-se de um jogo rápido entre Jane e Seth. Ele havia comentado, ao longo dos anos, sobre os prazeres especiais da vida humana, falando em diversas ocasiões que gostaria de compartilhar de um copo de *brandy* com seus ouvintes. Jane, no entanto, odiava *brandy* e se recusou. Uma noite, na aula, alguém da classe, muito interessante, disse a Seth que havia trazido uma surpresa. Com um floreio, apresentou uma garrafa de *brandy* e, em alusão a uma das vidas de Seth como um papa inconseqüente e imaturo, afirmou "SEI que você vai gostar disto, porque é da marca *Christian Brothers*!" Todos nós rimos, inclusive Seth. Então ele ficou tranqüilo e carinhoso. Agradeceu à estudante e disse: "Esta cara senhora me permite usar o seu corpo. Eu nunca quebraria essa confiança usando-o de maneira que ela não me tenha dado permissão." O tom e a energia de Seth

---

2. O apelido foi mudado para não revelar a identidade da pessoa.

expressavam a sua ternura e amor por Jane. A intensidade emocional vinha da sua absoluta autenticidade. Nessa noite, embora esse sempre fosse o tema, seu infinito respeito pela nossa autonomia ficou claro.

Meus sentimentos a respeito de Jane são mais complexos e ambíguos que os meus sentimentos a respeito de Seth. Minha admiração pessoal por ela é infinita, e me sinto feliz por ter estudado com uma das figuras mais influentes do século XX. Mas, no fim das contas, Jane era humana como eu.

Fui atraído pelos seus ensinamentos por causa da sua lucidez intelectual. Eu acreditava — como acho que Jane também acreditava — que, se você confia no seu intelecto, nunca vai errar. Mas mudei de idéia e de crença desde então. Agora ensino que é o seu senso de humor que evita que você se afaste muito do rumo!

Os desafios de Jane me trouxeram muitos conhecimentos durante a minha própria evolução paranormal. Em retrospecto, parece-me que a sua percepção — de que cada um de nós cria a sua própria realidade de acordo com as suas crenças — fez com que ela fosse privada de um certo equilíbrio. Ela se afastou tão intensamente de tudo o que via como irracional, dogmático e convencional que era incapaz de se adaptar à lógica típica da contradição.

Por exemplo, a compreensão da necessidade (e justeza) da autonomia individual foi um dos dons que Jane deu ao mundo. Ninguém mais antes dela chegou tão perto de entender o poder e o raio de ação enormes da mente consciente e a centralidade e a justeza dos desejos autônomos das pessoas. Mas a lógica de criar a sua própria realidade é orgânica e contraditória. Embora pareça um paradoxo, a autonomia não pode ser sustentada sem um tipo de rendição aos fatos de dependência e interdependência mútuas. Jane ficou quase sozinha, não só porque a sua visão era mais clara que a dos outros, mas também porque nunca aprendeu a incentivar e cultivar sistemas de crenças imperfeitos. Enquanto Jane saboreava a singularidade dos outros e dava espaço para as suas idiossincrasias, reagia fortemente a qualquer conceito que pudesse ser considerado irracional.

É profundamente irônico que Jane, a maior paranormal da sua época, nunca conseguisse ajuda de outros paranormais. Parecia-me que ela rejeitava todos os sistemas de crenças paranormais como ilusórios, além de rejeitar o conceito de conseguir ajuda. Todos precisam de sistemas de crenças, mesmo que sejam completamente ilusórios. E todos também precisam de ajuda. Conseguir ajuda é um dos prazeres mais naturais de uma realidade interdependente. Para conseguir ajuda dos outros, você tem que estar aberto aos sistemas de crença deles, pelo menos aberto para lidar com as suas idéias. Todos os sistemas de crença devem ser necessariamente limitados e contraditórios, porque uma perfeição idealizada nunca é atingida. A proteção contra as limitações inerentes a qualquer sistema de cura — os chakras, por exemplo — não está na recusa de usar um sistema de crenças limitado, mas em ter diversos sistemas de crença. Então você será capaz de usar o sistema no momento adequado. Jane não desenvolveu a capacidade de lidar com flexibilidade com os sistemas de crenças, o seu e o dos outros.

A tudo o que está sendo dito deve ser rapidamente acrescentado que é ridículo ver as limitações de Jane como falhas. A vontade forte e inflexível de Jane era o instrumento que ela utilizava para quebrar as incrustações de crenças antigas e desgastadas. Assim, ela me lembra de um atacante de futebol, que transforma intencionalmente seu corpo num magnífico instrumento de músculos, maravilhoso para o esporte, mas que carece de flexibilidade para outras coisas da vida. Se Jane saiu deste planeta, ao morrer, como um jogador de futebol que passou por muitas cirurgias nos joelhos e nos ombros, ela saiu como um superatleta que revolucionou o jogo. A glória e o brilho dessa revolução dignifica a todos nós.

APÊNDICE II

A respeito de crenças conscientes

Os matemáticos passam muito tempo provando a equivalência. Em geral, um teorema ou uma definição que pareça radicalmente diferente de uma outra é, todavia, logicamente equivalente. Essas provas de equivalência dão aos matemáticos os meios de entender a verdadeira construção das realidades matemáticas que estão estudando. Muitas das grandes tradições místicas declaram suas suposições e técnicas de modo radicalmente diferente. É muito bom estudar diferentes estruturas para ver como elas realizam os mesmos objetivos práticos de outros sistemas que parecem completamente diferentes.

Um dos pontos principais do sistema Jane Roberts/Seth é a dificuldade que muitas pessoas têm para entendê-lo. Seth acentuava constantemente que nós não apenas criamos a nossa realidade de acordo com as nossas crenças, mas criamo-la de acordo com as nossas crenças *conscientes*. Se você entender a que esse princípio é equivalente, não só vai entender melhor o poder e a utilidade da visão de Seth, como vai melhorar a sua compreensão e eficiência no uso de outras crenças aparentemente diferentes.

Há centenas de anos, os místicos proclamam: "Assim como em cima, assim é embaixo." Isto significa, entre outras coisas, que pelas suas ações conscientes você poderia desencadear reações solidárias do eu profundo. Uma analogia que pode mostrar esse ponto nos é fornecida pelo holograma.

A notável pintura tridimensional chamada holograma é produzida quando um raio *laser* é lançado através de uma placa fotográfica especial. Mas o holograma é ainda mais notável do que parece, porque, se a placa holográfica for quebrada, cada pedaço irá reproduzir todo o holograma. Isto é, se você tem um holograma da sua casa, e este é quebrado em vários pedaços, apontando um *laser* através de qualquer um desses pedaços criar-se-á a imagem tridimensional original da casa. A única mudança que você vai conseguir quebrando a placa em pedaços menores é que a imagem fica obscura. Mas não importa em quantos pedaços a placa se quebre, cada caco conterá a imagem inteira da casa.

Muito tempo antes de o holograma se tornar uma metáfora de lugar-comum para a identidade mística de cada parte da realidade com a realidade em geral, Seth declarou que, se você pudesse, de algum modo, destruir o universo todo, exceto uma minúscula porção dele, digamos o seu dedão do pé, ainda teria o universo todo. Sem demora você o teria de volta novamente.

Já que cada pedaço ou porção do universo "contém" o universo todo, o estudo de qualquer pedaço em particular do universo pode lhe dar toda a informação de que você precisa a respeito dele. Então, é perfeitamente correto dizer que você cria a sua realidade de acordo com as suas crenças conscientes, porque as suas crenças contêm energia e esta é parte do universo. Do mesmo modo, é correto dizer que você cria a sua própria realidade de acordo com o seu karma, como alguns mestres o fariam — ou de acordo com seu "dedão do pé".

Isso é para não dizer, no entanto, que a declaração notável de Seth sobre as nossas crenças conscientes era inexpressiva ou trivial. Entender que Seth poderia lançar sua filosofia de muitos modos diferentes, tais como crenças, ou karma, ou experiências esquecidas da infância, permite que alguém aprecie o talento artístico e o propósito do que ele disse. Antes de Seth a maioria dos ensinamentos a respeito de como fazer transformações místicas estava concentrada em despir as pessoas das experiências comuns. Mas Seth proclamou que a raça humana crescera, que muitas centenas de anos tinham sido gastas desenvolvendo a mente consciente e que, então, nós humanos estávamos prontos para interagir misticamente com a natureza, e uns com os outros, do centro da nossa mente e das nossas experiências conscientes. Não que a filosofia de Seth fosse o único caminho verdadeiro, ou que os termos que ele usava fossem exigidos para descrever precisamente a realidade. Não há nenhum caminho único para o avanço espiritual e pessoal, nem o de Seth, nem o de ninguém.

A mensagem central de Seth era a de que a nossa vida individual tem sentido e que você co-cria a sua realidade como parte de uma peça universal divina. Você está no centro do seu universo. Assim, há uma importância especial para as suas crenças conscientes.

Mesmo com uma compreensão abstrata da validade filosófica de criar a nossa própria realidade com as nossas crenças conscientes, muitos acham difícil aceitar esse conceito. Os Capítulos 6 e 7 narram como as crenças podem levar a situações que parecem desvinculadas. O que acontece é que as implicações das crenças em geral não são compreendidas. Mesmo quando você se defronta com uma situação desagradável, nem sempre pode reconhecer as crenças que levam a isso. Seth chamava essas crenças de "invisíveis". Às vezes, as implicações das crenças conhecidas são também invisíveis. No exemplo do Capítulo 8, Laurie, vitimada perpetuamente, sabia que pensava que o mundo era um lugar perigoso e que os homens eram mais bem equipados para lidar com esses perigos. Se alguém perguntasse a ela diretamente: "Você acredita que o mundo é um lugar perigoso?", ela seria capaz de refletir sobre as suas crenças e responder à questão. Não precisaria recorrer a um psicanalista, a um paranormal ou a nenhum outro especialista. A informação sempre esteve no âmbito do seu controle comum. No entanto, mesmo que ela entendesse que você cria a sua realidade de acordo com as suas crenças, fazer a conexão entre as crenças dela e as suas implicações quando misturadas com outras crenças podia ser difícil.

Mesmo quando essa conexão é difícil, de vez em quando ela pode ser feita conscientemente. Não tem que ser feita conscientemente, mas pode ser feita assim. Por exemplo, algumas das experiências da infância esquecidas por Laurie podem ter contribuído para a sua sensação de que o mundo era um lugar perigoso. No caso de uma crença gerada por experiências da primeira infância ou por outros períodos de vida para esse tema, a própria crença pode ser distinguida dos eventos que dão origem a ela. A crença também é conscientemente acessível, mesmo que os eventos sejam esquecidos.

Uma vez feita a conexão entre a crença e as suas implicações, e a crença é reconhecida como limitada, o que pode ser feito? Há técnicas paranormais muito eficientes para mudar as crenças — algumas das quais são abordadas neste livro — que nem mesmo requerem conhecimento dos acontecimentos da infância ou de vidas passadas. Isto não implica que esse conhecimento seja inútil; em geral, o modo mais fácil de mudar uma crença é conseguir uma informação da vida passada. Mas nunca é imprescindível conseguir essa informação. Toda informação necessária está acessível à mente consciente.

APÊNDICE III

Probabilidades, tempo simultâneo e mudança do passado

As probabilidades e o tempo simultâneo foram dois conceitos desafiadores introduzidos por Seth.[1] Compreendendo-os, você pode entender como mudar o passado — literalmente. É claro que há limites práticos, mas eles são muito mais amplos do que provavelmente acreditamos.

O conceito de probabilidades múltiplas é encontrado geralmente na ficção científica, mas outras realidades prováveis existem realmente. Tudo o que poderia acontecer, acontece — de algum modo, pelo menos. Há a Terra física, real, onde as mais fortes probabilidades realmente acontecem. Sempre que você considerar questões muito importantes, como decisões sobre a carreira, o casamento, o parto, as primeiras opções são realmente as mais prováveis. Há outros

1. Este apêndice é uma explanação intelectual. Para uma explanação mais divertida, artística, desses conceitos, recomendamos as novelas de Jane Roberts *Oversoul Seven*. Veja a seção de Leitura Recomendada, no final deste livro.

planetas Terra em que outros aspectos da sua personalidade seguem caminhos que você não escolheu nesta vida. Para esses outros aspectos o seu eu real é apenas uma probabilidade. Para cada uma das suas subpersonalidades, você e as outras não passam de meras probabilidades, não passam de um conceito.

Muitas pessoas têm problemas com essa idéia de probabilidades, imaginando qual seria a sua responsabilidade em relação às outras probabilidades, e gostariam de saber se o fato de tudo acontecer como acontece significa que as suas escolhas não importam. De fato, entendemos que as probabilidades existem e que o Todo Existente aprova todas as experiências, ajuda você a mudar a sua atitude sobre responsabilidade e sobre o significado do sucesso. A rendição aos impulsos torna-se mais natural e a responsabilidade e o sucesso servem simplesmente para ajudar a estruturar a sua realidade, em vez de definir o seu significado (Capítulo 14).

Por hora, queremos nos concentrar nas probabilidades e no tempo simultâneo para ver como o passado e o futuro podem ser mudados. Em nossa experiência física, um momento segue o outro e o passado se vai para sempre. Num nível de energia paranormal, isso não é mais verdade. As energias do passado e do futuro influenciam diretamente a energia do presente. Sua energia, no presente, determina o que você é e a realidade que você cria para si mesmo. Se você tem uma lembrança dolorosa do passado ou um acontecimento incompleto numa outra vida,[2] a energia flui diretamente para a sua aura nesta vida. Há muitos meios de dissipar os limites do seu passado. Você pode trabalhar nas suas crenças e deixar o seu eu profundo fazer a mudança sem o seu conhecimento consciente; você pode criar quadros de eventos dos quais você também não se lem-

2. Eventos incompletos são aqueles que não se integraram na sua alma. Se você foi torturado numa outra vida e ainda guarda rancor dos seus torturadores ou retém as crenças da "vítima" que resultaram em eventos em primeiro lugar, vai continuar a ter problemas. Você terá de desenergizar o evento tendo o seu eu profundo que fazer mudanças, criar quadros, mudando o passado, ganhando nova experiência, ou de muitas outras maneiras.

bra ou percebe paranormalmente; e pode apenas viver a sua vida, resolvendo o seu karma (eventos passados incompletos) à medida que progride. Um dos métodos mais eficientes, no entanto, é mudar o passado. Isto é possível por causa da ação recíproca das probabilidades e do tempo simultâneo.

Lembre-se de que, para todas as suas outras probabilidades, elas são o seu "eu" real e você é apenas um "eu" possível. O mesmo pode ser dito dos seus "eus" passados. Digamos, por exemplo, que em 1645 Joe fosse um juiz inglês e ordenasse o enforcamento de alguém. Há outros "eus" possíveis desse juiz que tomaram decisões diferentes, e até mesmo outros "eus" prováveis que decidiram não ser juízes de modo algum. Então, se todos esses prováveis juristas ingleses fossem igualmente válidos, de quem é a energia e o empreendimento incompleto que afeta Joe hoje? Todos são reais e válidos. Porém, no nível psíquico, uma dessas probabilidades será aquela que é o verdadeiro passado de Joe — os outros serão apenas passados prováveis. O verdadeiro passado não está ligado a Joe por alguma lei científica; está ligado a ele por energia paranormal. Por definição, o verdadeiro passado é aquele cuja energia afeta mais fortemente a energia atual de Joe.

Já que ele pode usar a fantasia prática para mudar a energia paranormal, pode mudar a conexão de um período de vida para outro. A figura 2 da página 136 mostra as diferentes versões prováveis da encarnação de Joe no século XVII e sua conexão atual com uma delas. Na figura 2, o passado verdadeiro é aquele ligado a Joe pela sua energia paranormal atual.

A figura 3 da página 138 demonstra o que acontece quando Joe muda a sua energia paranormal. O antigo passado "verdadeiro" ainda existe, mas não está psiquicamente ligado a Joe e, por isso, agora é apenas uma simples probabilidade. Por não estar mais ligado a Joe, não o afeta mais. Há um novo passado verdadeiro — o cavalheiro inglês que trabalhava para os pobres. Suas ações, não as do juiz, agora estão ligadas à energia atual de Joe.

Surgem algumas questões importantes. E se o meu passado envolver outras pessoas e elas não mudarem? Isso pode acontecer. O

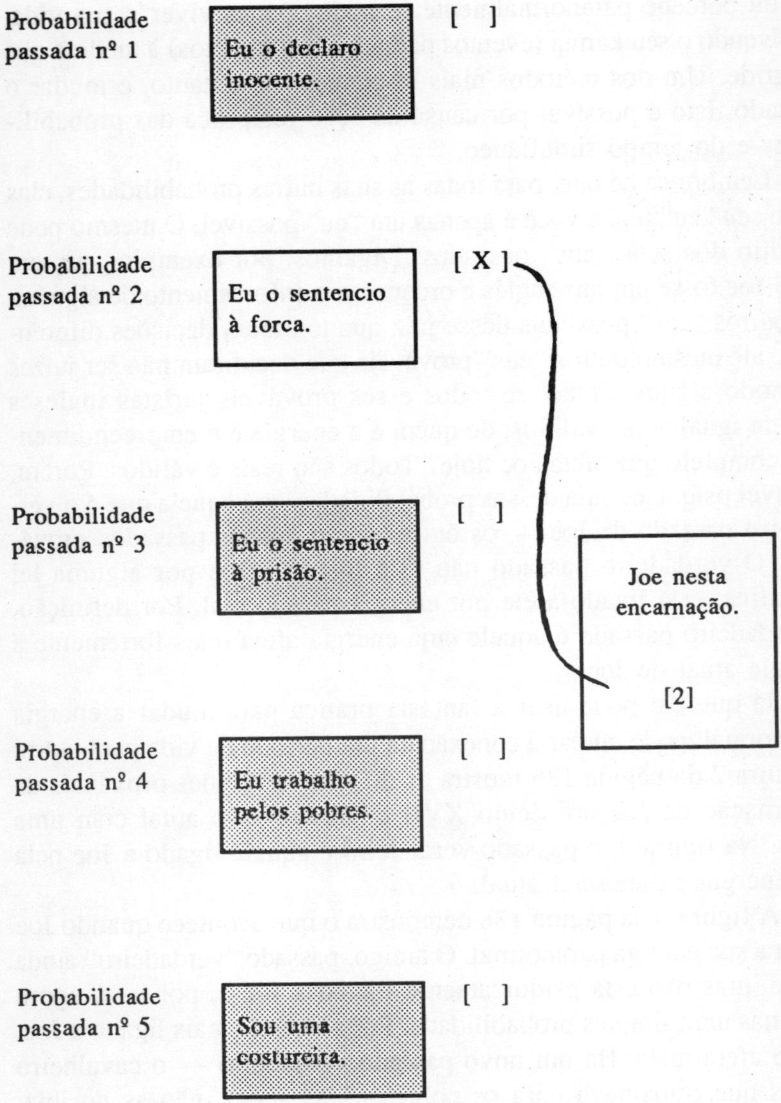

FIGURA 2. Vida em 1645. Aqui a energia paranormal de Joe liga-o à probabilidade nº 2. É como um fio elétrico e, assim como os fios elétricos podem ser movidos, Joe pode mover a sua conexão paranormal para um passado mais desejável.

seu passado será diferente do passado delas. Se os passados envolvem atos físicos reais que têm efeitos físicos hoje, as mudanças, em geral, terão que ser "movimentadas" para o presente vagarosamente, de modo que pareçam fazer sentido para os participantes.

Mudar o passado pode ter efeitos físicos reais. Lembre-se, agora, de que você deve ser prático. Assim como é teoricamente possível caminhar sobre a água, é teoricamente possível mudar as probabilidades, e tudo muda de repente, no outro lado do planeta. Mas é mais provável que os efeitos *psicológicos* do passado mudado sejam sentidos primeiro. Novas crenças serão, então, formadas e novos efeitos físicos acontecerão naturalmente, mas com extraordinária rapidez.

Mudar o passado é uma técnica de cura paranormal muito útil. Um doente de AIDS, por exemplo, poderia tentar várias abordagens diferentes. Se ele sabe quando foi contaminado, pode mudar o passado quando o encontro sexual aconteceu. Além disso, ele pode investigar um conjunto de mudanças criativas, como se ligar a um passado em que a mensagem de sexo seguro chegasse a ele antes ou que ele se tornasse monogâmico.[3] Ele também poderia reviver algumas das suas experiências em que ele deixa a desaprovação da sociedade diminuir a sua auto-estima para aceitar-se e à sua sexualidade num nível profundo. Poderia perdoar os que o magoaram, ligar-se ao seu amável eu profundo e começar a se libertar aos poucos da corrente do passado que provocou a sua infecção. Fazendo essas mudanças, seria improvável que ele acordasse e descobrisse que era uma nova pessoa que nunca teve AIDS, mas descobriria que a sua saúde física e psicológica estaria melhor. Ele pode ou não regredir totalmente, mas o seu encontro com a vida será aprofundado e mais prazeroso.

As curas milagrosas podem ocorrer nos casos em que as pro-

---

3. É uma simplificação para dizer que você se liga a um passado verdadeiro. De fato, você pode se ligar a diversos passados e, enquanto está se curando, tente vários. Ressalte os positivos e destrua os negativos.

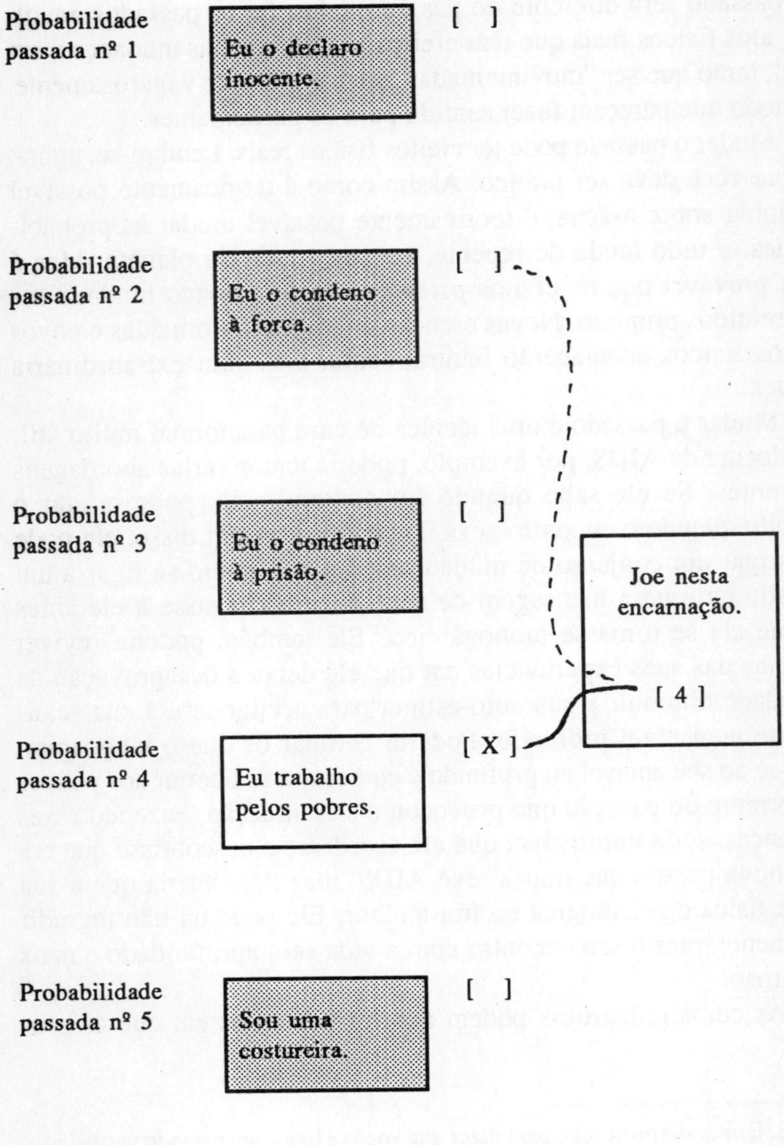

FIGURA 3. Aqui Joe toma a vida de 1645 e ajusta a energia.

babilidades foram mudadas. Devido à simultaneidade do tempo, as alterações paranormais podem fazer com que a mudança ocorra rapidamente. Quando você muda as probabilidades, muda literalmente a estrutura da realidade física. Conseqüentemente, a mudança das probabilidades causa enormes mudanças físicas. Naturalmente, essas mudanças ocorrerão de formas que, no mínimo, destroem a nossa compreensão normal das leis físicas. Ocasionalmente, não haverá outro jeito, e parecerá um milagre. Mas, geralmente, as mudanças aparecerão como uma mudança extraordinariamente rápida ou afortunada dos eventos.

Você pode mudar o seu passado facilmente. Primeiro, você cria os quadros do passado, destruindo-os num sol dourado, líquido (veja Capítulo 7, página 48) e, em seguida, imagina o provável passado ao qual você deseja se ligar o mais vividamente que puder — vendo, ouvindo e recebendo as sensações no seu corpo o mais intensamente possível.

Você pode usar as técnicas de mudar o seu passado por problemas grandes ou pequenos. Se, por exemplo, você acabou de ter uma briga com o seu patrão, com a sua mulher, com um amigo ou com o filho, pode se sentar e trabalhar as suas emoções, e então mudar o seu passado. Este exercício não apenas aumentará a habilidade com a qual você vai lidar com situações semelhantes no futuro, como vai mudar as verdadeiras energias referentes à situação passada. Enquanto a outra pessoa ainda pode preferir agarrar-se ao seu ressentimento, você pode se surpreender por descobrir que todo o evento é mais facilmente esquecido do que o normal, ou que o evento é lembrado mais positivamente do que você esperava.

LEITURA RECOMENDADA

Mantemos esta lista num tamanho fácil de ter à mão, incluindo apenas os livros que pensamos ser especialmente úteis por seus exercícios e perspectivas peculiares. Assim, omitimos alguns dos nossos favoritos.

De autoria, a respeito ou por influência de Seth e Jane Roberts

Perl, Sheri. *Healing from the Inside Out.* Nova York: New American Library 1988.

Roberts, Jane. *The Afterdeath Journal of an American Philosopher.* Nova York: Prentice Hall, 1978.

_____ .*Dreams, Evolution and Value Fulfillment,* Vols. 1 e 2. Nova York Prentice Hall, 1986-88.

_____ .*The Education of Oversoul Seven.* Nova York: Prentice Hall, 1973

_____ .*The Further Education of Oversoul Seven.* Nova York: Prentice Hall 1979.

_____ .*The Individual and the Nature of Mass Events.* Nova York: Prentic Hall, 1981.

_____ .*The Nature of Personal Reality.* Nova York: Prentice Hall, 1974

_____ .*The Nature of the Psyche: Its Human Expression.* Nova York: Prentice Hall, 1979.

_____ .*Oversoul Seven and the Museum of Time.* Nova York: Prentice Hal 1987.

_____ .*Seth: Dreams and Projections of Consciousness.* Walpole, NH Stillpoint Press, 1986.

______ .*The Seth Material*. Nova York: Prentice Hall, 1970.

______ .*Seth Speaks*. Nova York: Prentice Hall, 1972.

______ .*The "Unknown" Reality*, Vols. 1 e 2. Nova York: Prentice Hall, 1977-79.

Stack, Rick. *Out-of-Body Adventures*. Chicago: Contemporary Books, 1988.

Watkins, Susan M. *Conversations with Seth*, Vols. 1 e 2. Nova York: Prentice Hall, 1980-81.

______ .*Dreaming Myself, Dreaming a Town*. Brooklyn: Kendall and Delisle Books, 1989, Nova York: Prentice-Hall, 1992.

Livros coerentes com a abordagem do Bostwick/Berkeley Psychic Institute

Stevens, Petey. *Opening Up to Your Psychic Self*. Berkeley, CA: Nevertheless Press, 1984.

______ .*What's Your Psi Q?* Tiburon CA: H. J. Kramer, 1989.

Wallace, Amy e Henkin, Bill. *The Psychic Healing Book*. Berkeley, CA: Wingbow Press, 1978.

Livros canalizados ou sobre canalização

Hastings, Arthur. *With the Tongues of Men and Angels: A Study of Channeling*. Fort Worth, TX: Holt, Rinehart and Winston, 1991.

Moore, Mary-Margaret. *Bartholomew: I Come as a Brother*. Taos, NM: High Mesa Press, 1986.

______ .*From the Heart of a Gentle Brother*.Taos, NM: High Mesa Press, 1987.

Pursul, Jach. *Lazaris*, Beverly Hills, CA: Concept: Synergy Publishing, 1988.

Rodegast, Pat. *Emmanuel's Book*. Weston, CT: Friends' Press, 1985.

Roman, Sanaya e Packer, Duane. *Opening to Channel*. Tiburon, CA: H. J. Kramer, 1987.

Stevens, Jose e Warwick-Smith, Simon. *The Michael Handbook*. Sonoma, CA: Warwick Press, 1988.

Yarbro, Chelsea Quinn. *Messages from Michael*. Nova York: Berkley Books, 1979.

______ .*More Messages from Michael*. Nova York: Berkley Books, 1986.

Young, Meredith Lady. *Agartha*, Walpole, NH: Stillpoint, 1984.

Filosofia, física e metafísica

Berman, Morris. *The Reenchantment of the World*. Nova York: Bantam Books, 1984.

Bohm, David e Peat, F. David. *Science, Order and Creativity*, Nova York: Bantam Books, 1987.

Ferguson, Marilyn. *The Aquarian Conspiracy*. Los Angeles: Jeremy Tarcher, 1980.

Gyatso, Tenzin. *Kindness, Clarity and Insight*. Trad. e org. por Jeffrey Hopkins, e Elizabeth Napper. Ithaca, NY: Snow Lion, 1984.

Kapleau, Philip. *The Three Pillars of Zen* (Revisto e ampliado). Nova York: Doubleday, 1989.

Kline, Morris. *Mathematics: The Loss of Certainty*. Nova York: Oxford University Press, 1980.

Lao Tzu. *The Way of Life*. Nova York: New American Library, 1955.

Peat., F. David. *Synchronicity: The Bridge between Mind and Matter*. Nova York: Bantam Books, 1987.

Talbot, Michael. *Beyond the Quantum*. Nova York: Bantam Books, 1988.

Psicologia — psique e experiência

Argüelles, José. *Surfers of the Zuvuya*. Santa Fé, NM: Bear & Co., 1988. [*Os Surfistas do Zuvuya*, Ed. Pensamento, São Paulo, 1991.]

Bandler, Richard e Grinder, John. *Frogs into Princes*. Moab, UT: Real People Press, 1979.

Bandler, Richard. *Using your Brain—For a Change*, Moab, UT: Real People Press, 1985.

_____ .*Reframing*. Moab, UT: Real People Press, 1982.

Campbell, Joseph. *The Hero with a Thousand Faces*. Princeton, NJ: Princeton University Press, 1949. [*O Herói de Mil Faces*, Ed. Cultrix, São Paulo, 1988.]

Castañeda, Carlos. *The Fire from Within*. Nova York: Pocket Books, 1985.

_____ . *The Power of Silence*. Nova York: Pocket Books, 1988.

Faraday, Ann. *Dream Power*. Nova York: Berkley Books, 1973.

_____ . *The Dream Game*. Nova York: Harper & Row, 1974.

Jung, Carl. *Man and His Symbols*. Nova York: Doubleday, 1964.

LaBerge, Stephen. *Lucid Dreaming*. Nova York: Ballantine Books, 1985.

Monroe, Robert. *Far Journeys*. Nova York: Doubleday, 1985.

_____ .*Journeys Out of the Body*. Nova York: Doubleday, 1971.

Morris, Jill. *The Dream Workbook*. Nova York: Ballantine Books, 1985.

Ophiel. *The Art and Practice of Getting Material Things through Creative Visualization*. York Beach, ME: Samuel Weiser, 1967.

Palmer, Helen. *The Enneagram*. San Francisco: Harper & Row, 1988.

Regush, June V. *Dream Worlds*. Nova York: New American Library, 1977.

Reps, Paul. *Zen Flesh, Zen Bones*. Nova York: Doubleday, 1961.

Riso, Don Richard. *Understanding the Enneagram*. Boston: Houghton Mifflin, 1990.
Roman, Sanaya. *Living with Joy*. Tiburon, CA: H. J. Kramer, 1986.
Roman, Sanaya e Packer, Duane. *Becoming Your Higher Self*. Tiburon, CA: H. J. Kramer, 1989.
Sutphen, Dick. *Past Lives, Future Loves*. Nova York: Pocket Books, 1978.
Tart, Charles. *Waking Up*. Boston: Shambhala, 1987.
von Franz, Marie-Louise. *On Divination and Synchronicity*. Toronto: Inner City Books, 1981. [*Adivinhação e Sincronicidade*, Ed. Cultrix, São Paulo, 1985.]
Wilhelm, Richard e Baynes, Cary. *The I Ching or Book of Changes*. Princeton, NJ: Princeton University Press, 1950. [*I.Ching — O Livro das Mutações*, Ed. Pensamento, São Paulo, 1983.]
Woolger, Jennifer e Roger. *The Goddess Within*. Nova York: Fawcett, 1989. [*A Deusa Interior*, Ed. Cultrix, São Paulo, 1992.]
Woolger, Roger. *Other Lives, Other Selves*. Nova York: Bantam Books, 1988. [*As Múltiplas Vidas da Alma*, Ed. Cultrix, São Paulo, 1993.]

Conexão mente/corpo

Borysenko, Joan. *Minding the Body, Mending the Mind*. Nova York: Bantam Books, 1988.
Brown, Barbara. *Supermind*. Nova York: Bantam Books, 1980.
Chopra, Deepak. *Quantum Healing*. Nova York: Bantam Books, 1989.
Hay, Louise. *You Can Heal Your Life*. Santa Monica, CA: Hay House, 1984.
Levine, Stephen. *Healing into Life and Death*. Nova York: Doubleday, 1987.
______ .*Meetings at the Edge*. Nova York: Doubleday, 1984.
______ .*Who Dies?* Nova York: Doubleday, 1983.
Rossman, Martin. *Healing Yourself*. Nova York: Pocket Books, 1987.
Siegel, Bernie. *Love, Medicine and Miracles*. Nova York: Harper & Row, 1986.
______ .*Peace, Love and Healing*. Nova York: Harper & Row, 1989.

Interesse geral

Gawain, Shakti. *Creative Visualization*. Nova York: Bantam Books, 1982. [*Visualização Criativa*, Ed. Pensamento, São Paulo, 1990.]
MacLaine, Shirley. *Dancing in the Light*. Nova York: Bantam Books, 1985.
______ .*It's All in the Playing*. Nova York: Bantam Books, 1987.
______ .*Out on a Limb*. Nova York: Bantam Books, 1983.

Roman, Sanaya e Packer, Duane. *Creating Money*. Tiburon, CA: H. J. Kramer, 1988.

Fitas e programas sonoros

Betar, Dimensional Sciences, Inc., P.O. Box 167, Lakemont, GA 30552, 1-(800) 33BETAR.

Monroe Institute, Box 175, Faber, VA 22938.

Potentials Unlimited, Inc., 4808-H Broadmoore, S.E., Grand Rapids, MI 49508.

Valley of the Sun, Box 3004, Agoura Hills, CA 91301.

Nota aos leitores

John pode ser contatado para seminários e leituras paranormais particulares. Você pode contatá-lo por intermédio da Samuel Weiser, Inc., Box 612, York Beach, Maine 03910.

John também está trabalhando numa série de livros baseados em *Harmonia Psíquica*. Futuros capítulos incluirão sexo, relacionamento, consciência de grupo e gestáltica, negócios e investimentos, justiça e outros tópicos.

Cynthia gostaria de conhecer as experiências paranormais dos seus leitores, especialmente aquelas que dizem respeito a laços de família e a outros relacionamentos íntimos. Escreva para ela a/ c. de Samuel Weiser, Inc., Box 612, York Beach, Maine 03910.

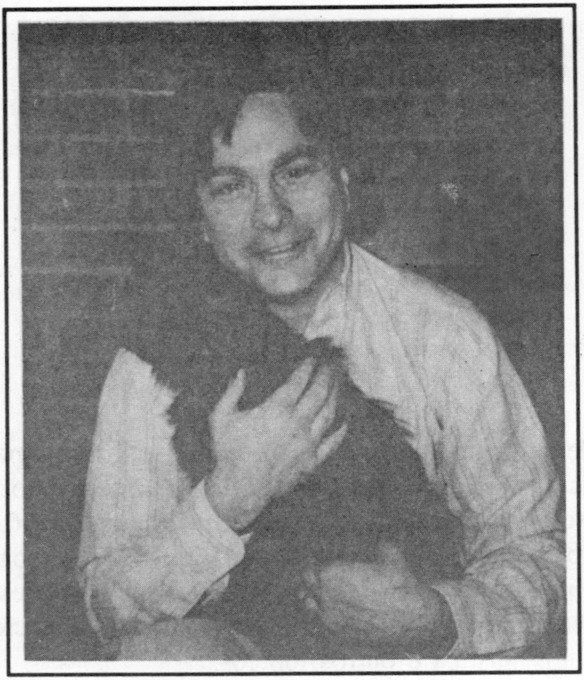

A educação metafísica de JOHN FRIEDLANDER começou durante os seus tempos de faculdade. Em 1971 e 1973, viajou e estudou na Índia e no Nepal. Em 1973, estudou pessoalmente com Lewis Bostwick no Berkeley Psychic Institute, recém-estabelecido na Califórnia. No ano seguinte, foi para o Estado de Nova York e juntou-se à classe de Seth e Jane Roberts. Mantendo uma atitude humilde e justa, John começou a dar aulas sobre desenvolvimento paranormal em 1982. Organizou o Practical Psychic Institute em 1988 que, desde então, se tornou sua ocupação por tempo integral.

John cresceu numa pequena cidade na Geórgia, Estados Unidos. Graduou-se na Duke University em 1970, na Harvard Law School em 1973, tornando-se advogado em 1974. Trabalhou por seis anos em firmas jurídicas especializadas em litígio; depois abriu o seu próprio negócio. John viveu em Pittsburgh de 1977 a 1989. Reside com sua mulher em Ann Arbor, Michigan. Na foto aparece com seu gato, o peludo professor Bodhicattva.

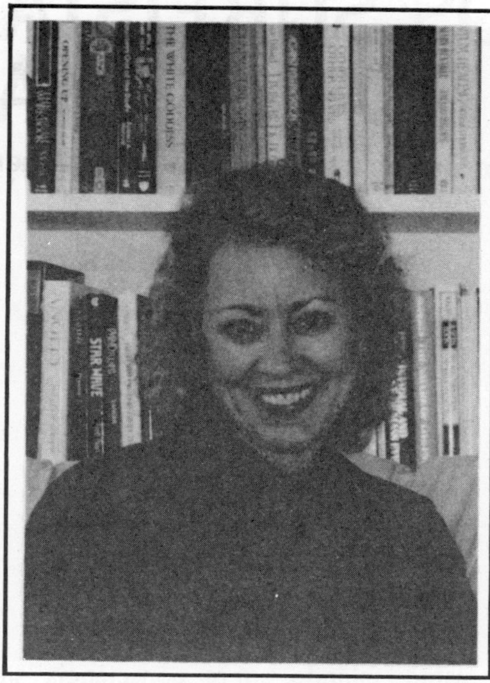

CYNTHIA PEARSON começou sua atividade profissional em assuntos metafísicos com o livro *I Ching: The Psychic Moment* (Cottage Software, 1985), que planejou e escreveu. Enquanto trabalhava numa série de artigos sobre canalização e estados de transe em 1987, participou de uma das palestras de John Friedlander, e passou a colaborar na elaboração deste livro logo em seguida.

Cresceu na Pensilvânia, graduando-se em inglês e redação pela Universidade de Pittsburgh, em 1970. Além de analista de sistemas e de escrever, Cynthia leciona em cursos sobre o desenvolvimento paranormal e a consciência dos sonhos. Reside em Pittsburgh com seu marido, um filho e uma filha.

OS SURFISTAS DO ZUVUYA

Histórias de uma Viagem Interdimensional

José Argüelles

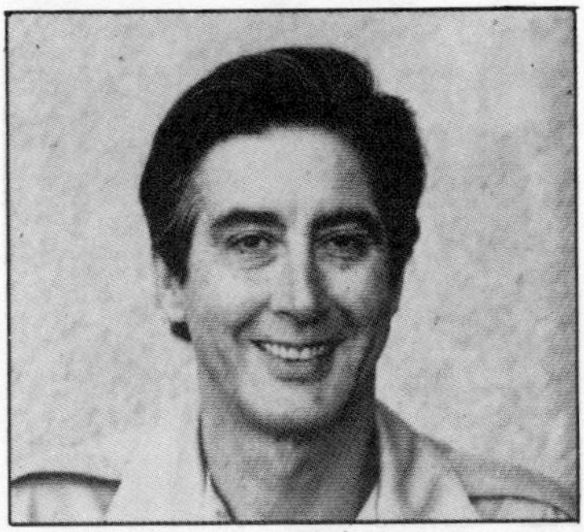

Todos estão falando sobre consciência superior, sobre entrar em contato com o Eu superior e sobre outras dimensões. Mas como *você* pode experimentar essas coisas?

Os surfistas do Zuvuya leva-o numa viagem mágica com José Argüelles e seu corpo de luz quadridimensional – cujo nome é tio Joe Zuvuya. Do centro da Terra até os mais distantes reinos da galáxia, essa viagem para a quarta dimensão o colocará em contato com uma parte muito importante de você mesmo: o Eu mágico, de cuja existência você pode ter se esquecido há muito tempo.

* * *

> *"Zuvuya é o termo maia usado para indicar o grande circuito da memória; é o canal direto da memória. Ele nos liga tanto ao futuro como ao passado porque se trata de uma linha interdimensional. Zuvuya é a força que impulsiona a sincronicidade e, conseqüentemente, a fonte de suprimento da magia."*
>
> *José Argüelles*

EDITORA PENSAMENTO

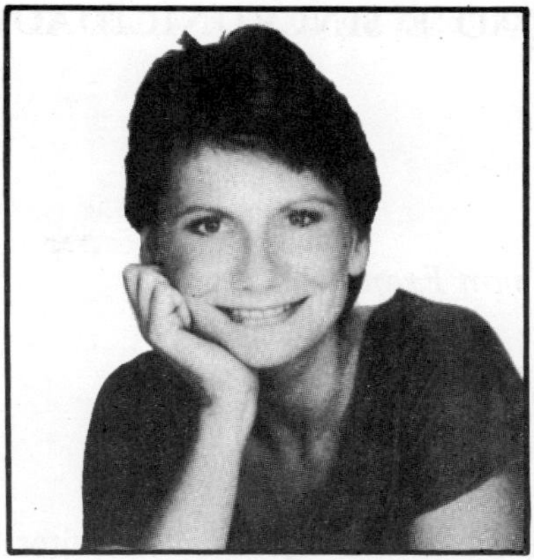

VISUALIZAÇÃO CRIATIVA

SHAKTI GAWAIN

Best-Seller internacional, com mais de meio milhão de exemplares vendidos, *Visualização Criativa* contém meditações, exercícios e técnicas que podem passar a fazer parte da sua rotina diária, para aumentar seu domínio pessoal sobre a vida.

Este livro ensina a usar sua imaginação criativa natural de uma maneira cada vez mais consciente, como uma técnica capaz de criar aquilo que cada um deseja: amor, realização pessoal, alegria, relacionamentos gratificantes, trabalho compensador, expressão própria, saúde, vitalidade, beleza, prosperidade, harmonia, paz interior. . .

O método aqui apresentado por Shakti Gawain tem sido usado com sucesso nas áreas da saúde, da educação, dos negócios, bem como no atletismo e nas artes criativas.

Mágico, no sentido mais elevado e mais realista do termo, o método aqui apresentado pela autora envolve a compreensão dos princípios naturais que governam as forças do Universo e ensina como utilizá-los para mudar radical e positivamente o seu modo de viver.

EDITORA PENSAMENTO

ADIVINHAÇÃO E SINCRONICIDADE

Marie-Louise von Franz

Marie-Louise von Franz, durante muitos anos colaboradora de C. G. Jung, é uma conhecida autoridade na interpretação psicológica de contos de fada, sonhos, mitos e alquimia. Neste livro, que teve origem numa série de palestras feitas no Instituto Jung de Zurich, ela volta sua atenção para o significado do irracional.

Com penetrante perspicácia, a autora examinou o fundo psicológico do tempo, do número e dos métodos de adivinhação, como o *I Ching*, a astrologia, as cartas do Tarô, a quiromancia, os dados e os padrões aleatórios etc. Contrastando as atitudes científicas do Ocidente com a dos chineses e a dos chamados primitivos, ela explica e ilustra as idéias de Jung sobre arquétipos, projeção, energia psíquica e sincronicidade.

Mais do que qualquer outro autor desta área, Marie-Louise tem a habilidade de basear suas teorias psicológicas em exemplos práticos da vida diária, o que torna a sua obra acessível tanto ao leigo como ao terapista profissional.

* * *

Este volume é o primeiro de uma série de estudos sobre Psicologia Junguiana feita por analistas junguianos.

EDITORA CULTRIX

REENCONTRO COM A ALMA

Uma Investigação Científica e Espiritual

Larry Dossey, M.D.

Neste seu último livro, sério e instigante, Larry Dossey nos dá uma visão alternativa da consciência humana – uma teoria da mente e do ser, independentes da matéria, do tempo e do espaço. Ilustrado com pensamentos de Lao Tsé e de Jung, de Meister Eckhart e de Rilke, e com textos tão antigos quanto os Upanishades, *Reencontro com a alma* entrelaça o conhecimento do Ocidente com o do Oriente, numa rica tapeçaria de grande profundidade intelectual e força espiritual. Trata-se, sem dúvida, de uma investigação profunda da ligação entre misticismo e cura, entre religião e física, que nos ajuda a entender a nossa realidade interior – um livro que, triunfante, afirma a nossa inter-relação com o Universo.

Sendo médico, o autor já presenciou em seus pacientes curas miraculosas que não podem ser explicadas pela ciência convencional. As idéias de eminentes cientistas como Schrödinger, Margenau, Einstein, Gödel, David Bohm e Sheldrake são combinadas à sabedoria tradicional de visionários e místicos para apresentar evidências convincentes de uma concepção não-localizada e holística da mente e da realidade. Em resumo, Larry Dossey nos fornece neste livro novas provas da existência da alma.

Larry Dossey é especialista em medicina psicossomática na Dallas Diagnostic Association e ex-chefe de equipe da Medical City Dallas Hospital. Também já dirigiu o Isthmus Institute em Dallas, uma organização que investiga a convergência entre ciência e religião. Tem dois livros já publicados — *Space, Time & Medicine* e *Beyond Illness*.

EDITORA CULTRIX

Outras obras de interesse:

OS SURFISTAS DO ZUVUYA
José Argüelles

O FATOR MAIA – Um Caminho Além da Tecnologia
José Argüelles

O HERÓI DE MIL FACES
Joseph Campbell

ADIVINHAÇÃO E SINCRONICIDADE
Marie-Louise von Franz

A ALQUIMIA E A IMAGINAÇÃO ATIVA
Marie-Louise von Franz

REFLEXOS DA ALMA
Marie-Louise von Franz

I CHING – O Livro das Mutações
Richard Wilhelm (org.)

O I CHING DA DEUSA
Barbara G. Walker

O I CHING E OS MISTÉRIOS DA VIDA
Martin Schönberger

A DEUSA INTERIOR
Jennifer B. Woolger e *Roger J. Woolger*

VISUALIZAÇÃO CRIATIVA
Shakti Gawain

A TOTALIDADE E A ORDEM IMPLICADA
David Bohm

A ELIMINAÇÃO DO TEMPO PSICOLÓGICO
Diálogos entre J. Krishnamurti e *David Bohm*

PONTE ENTRE O AQUI E O ALÉM
Hildegard Schäfer

O FENÔMENO HUMANO
Pierre Teilhard de Chardin

A FILOSOFIA PERENE
Aldous Huxley